医声相伴

崔松话养生

崔松◎著

中国中医药出版社
·北京·

图书在版编目（CIP）数据

医声相伴：崔松话养生 / 崔松著 . —北京：中国中医药出版社，2018.11
ISBN 978 - 7 - 5132 - 5134 - 1

Ⅰ . ①医… Ⅱ . ①崔… Ⅲ . ①养生（中医）—基本知识 Ⅳ . ① R212

中国版本图书馆 CIP 数据核字（2018）第 167547 号

中国中医药出版社出版
北京市朝阳区北三环东路 28 号易亨大厦 16 层
邮政编码　100013
传真　010-64405750
山东临沂新华印刷物流集团有限责任公司印刷
各地新华书店经销

开本 710×1000　1/16　印张 13　字数 163 千字
2018 年 11 月第 1 版　2018 年 11 月第 1 次印刷
书号　ISBN 978 - 7 - 5132 - 5134 - 1

定价 58.00 元
网址　www.cptcm.com

社 长 热 线　010-64405720
购 书 热 线　010-89535836
维 权 打 假　010-64405753

微信服务号　zgzyycbs
微商城网址　https://kdt.im/LIdUGr
官 方 微 博　http://e.weibo.com/cptcm
天猫旗舰店网址　https://zgzyycbs.tmall.com

如有印装质量问题请与本社出版部联系（010-64405510）
版权专有　侵权必究

内
容
简
介

　　本书是知名医学科普节目主讲人上海中医药大学附属曙光医院崔松主任医师的节目内容精选。本书选出和老百姓贴合度高、实用性强的文章55篇，其中包括常见病的防治知识、日常保健及中医养生等内容，分为症状篇、问药篇及心脑血管篇三部分，以心血管疾病和心身医学的相关内容为主体。

崔松医生是上海中医药大学附属曙光医院心内科主任医师、研究生导师。从医二十多年，临床医术精湛，诊治经验丰富；更难能可贵的是，他又是我校为数不多的教书育人"金牌教师"，曾获高校教学竞赛一等奖，多次获得全国科普大赛一等奖；崔松主任医师又是上海医学界著名的"科普首席"和医学养生保健媒体著名的节目主持人。他善于把平时临床诊治中的经验体会及在医学科普宣传中的知识进行概括，以通俗易懂的表达方式向社会大众传递，真正起到正确的医学科普知识传播的作用。本书撰写方式独特，言简意赅，深入浅出，将深奥的医学知识变得浅显易懂，不失为一本上佳的医学科普专著。听崔松医生"讲"疾病的"防"与"治"，健康的"保"与"养"，让社会百姓学会健康养生，让医学科普知识变得更加生动有趣、喜闻乐见而为大家乐于接受。这对于提高社会健康水平，实现"健康中国梦"具有重要意义！正鉴于此而特别推荐此书！

——上海市医学会会长、上海市医师协会会长

上海中医药大学校长

崔松不仅是一位优秀的临床医生，还长期致力于公众的健康教育与普及，系第六届健康中国论坛（人民日报 健康时报主办）十大健康风尚人物，他的《医声相伴》权威、实用、可读，是一本"好看""好听""好懂"的3D书！

——健康时报社总编辑、人民日报社高级记者

我与崔松医师结缘于全国第四批全国老中医药专家学术经验继承班，有幸成为他的导师。崔医师为人勤学敏思，善辨笃行。他近期完成《医声相伴》一书，这是一本通而不俗、有丰富专业内涵的科普读物，该书既有传统中医理论，又有现代医学前沿，很值得一读。

——上海市名中医、上海市中医药学会心病分会主任委员

作为一个学医出身的主持人，我深知医学知识的艰涩难懂。要想做医学科普，除了要有通透的知识，还要有非凡的表达能力。崔松就是具备这两种能力的、懂得健康传播的好医生。他的书通俗易懂、"接地气"，解答百姓最关心的健康问题，讲解最实用的医学知识，成为大家身边"零距离"的健康顾问！

——著名节目主持人、同济大学客座教授

医学是关于人类健康的一门科学，不仅包括医师对病人疾病的诊治和预防这一科学、理性的一面，还包括医学人文、感情的一面。习近平主席在全国卫生与健康大会上曾经说过："没有全民健康，就没有全面小康。"也在十九大报告中专门提到"弘扬科学精神，普及科学知识"的重要性。我记得刚回国时，我们科室每年做 80 多例心脏介入手术，而现在这个数字已经变成了 5000 多例。技术在不断进步，病床成倍增加，病人越看越多，冠心病死亡率却直线上升。所以我一直在想：要提高公众对于心血管疾病危险因素的认识，增强危险因素的控制意识。所谓"上医治未病"，在我看来，医院治病是在"下游"，而为了提高全民健康水平，医学应该走到"上游"。因为面对疾病最好的办法永远是防病而不是治病。因此，我一直都在思考医学的科学精神和传播。

尤其如今社会上存在着大量"伪科普"的现象，曾经有位同行向我诉苦，自己的父亲宁愿相信广告里的保健品、偏方，也不愿听取他这个医生的专业建议。在清晨时分打开电视，往往能看到"专家们"大力鼓吹着"某某神药"能包治百病，更让人觉得医学科普任重而道远。如何通过政府、媒体、社会的力量，让科学健康的防病措施和生活方式普及开来、惠及每一位民众，是当下最值得关注的事情之一。我们虽然目前缺乏科普，但不能让伪科普"补位"，什么时候大家愿意来听专业医生说话，而不是诉诸偏方，这个目标就进了一大步。为此，我作为政协委员也曾多次提交疾病预防相关的提案，并长期呼吁在国家层面更大范围地扩大心血管疾病高危人群危险因素筛选与干预的广度、深度。

同给医学生们上课相比，科普的性质完全不一样，医学本身较为难懂，对于没有医学专业背景的大众来说，必须要使用通俗的、老百姓自己的语言，以便达到让全部受众都能够听懂的目标。

因此，如何挖掘大众对医学知识的兴趣点，并以通俗易懂方式准确地传递医学知识，需要既有专业医学背景又有媒体传播经验的人深入探索，崔松就是同时具备了这两点的一位。

初见崔松是在 2000 年，当时他来我们导管室进修，话不多，很认真，当时也没注意到他。作为助手，除了上台帮助主刀完成手术，还要拔鞘管、压迫止血。病人手术时间长了，要小便了，也要及时处理。3 个月后，有一天他突然跟我说他是上海教育电视台《健康热线》节目的主持人，想邀请我做节目，我才发现他有些深藏不露。后来医务界的很多庆典、活动，我也会邀请他一起来参加，主持起来很是幽默风趣。更难能可贵的是，他虽然要花大量时间进行医学科普的宣传，但没有丝毫影响到本职工作，同时专业能力越来越强，也从刚来进修时的小医师成长为现在的主任医师了。后来我们上海的"东方心脏病学会议"，请他做大会开幕式的主持人；去年上海医学会百年纪念，还专门请他作为一个讲述者拍了纪念短片。

崔松做科普已经十几年了，将传播、普及医学知识作为使命，电视媒体、纸质媒体、网络媒体等均有涉及，其系统、清晰、有条理的专业知识加之独有的语言特色，大大提高了受众对靠谱医学知识的接受度。他所讲授的医学知识包括医学基础、疾病诊治、养生防病等。本着严谨的学术态度，所授内容必是有证据、有出处，做到真正的权威性，同时具有专业性、科学性及趣味性，这些特点使他成为最适合做医学科普的人选之一。此书来自他的科普音频，均为其原创，经过文字整理，深入浅出，纳入了常见病的防治知识、日常保健及中医养生等内容，称得上是一本具备"弘扬科学精神，普及科学知识"功能的好书！

中国科学院 院士

复旦大学生物医学研究院院长

上海市心血管病研究所所长

代序

写在前面

·关于我

　　我 1995 年毕业于上海中医药大学，现在已是"芳华已逝"的"油腻中年"。2000 年，赴上海医科大学附属中山医院心内科导管室进修心脏介入。带教的心内科主任就是现在鼎鼎大名的中国科学院院士——葛均波教授。之后，一直从事中西医结合心血管的工作。2003 年，初为人父的我一时手足无措，发现自己对生命和心灵是那么无知。于是，从 2005 年到 2010 年，从心理咨询师培训一直到"中德班"的高级组，在审视自己精神世界中痛苦、煎熬到接纳自己。2008 年，已是副主任医师的我重新"回炉"，考入第四批全国老中医药专家学术经验继承人班，成了名中医的继承人。2013 年晋升主任医师。

·关于科普

　　本不是有意为之，在我学习和刚工作的 20 世纪 90 年代，医学科普还不时髦。但作为大学里的校园主持人、校广播台副台长倒是有一个做电视主持人的梦想（话说当时，还没毕业就主持了医院的艺术节）。1998 年，当上海电视台主持人大赛的消息一出，我马上就报名了，还一路初赛、复赛，杀进决赛。最后虽未进三甲（第五名），却是第一批接到电视节目 offer 的主持新人。现在想来，当时真是稚嫩极了。一个除了在大学主持校园活动，没有其他舞台经历的年轻医生，就敢直接接手一个综艺节目，而且当时正值中级职称考试，一边背书、写病史、查房，一边看台词、录像、外拍，真是很撕裂的感觉。我常常问自己：你什么都想要，究竟想干什么？还好，3 个月以后，节目因各种原因停播了，我也暗暗舒了一口气，庆幸没放弃医学职称考试，也知道自己内心想当好一个医生。1999 年，上海有线体育台开设了一个讲述运动与健康的栏目《走向健康》，找到了具有医学背景的我主持，从此自然而然地走向了医学科普之路。虽然也忙碌，但不再有撕裂的感觉。2000年，上海教育电视台老牌医学科普节目《健康热线》向我伸出橄榄枝，我顺利接棒要出国深造的上海华山医院外科博士余波（现任复旦大学附属浦东医院的院长），成为这个名牌栏目的特邀主持人。这一干就是7年，从前期的策划、沟通到每期50分钟的直播主持，大大提高了临场应变、时间把控、场面调度的主持能力，同时形成了自己简明扼要、逻辑清晰、形象又通俗易懂的语言风格。因为所请的嘉宾都是各科的翘楚，在跟他们访谈的过程中，也使自己对各科疾病的认识有了从广度到深度的提升。当时就萌生出一个想法，不想再做主持人，而想做那个被访谈的专家。

随着时代的进步，大家对于健康、对于养生、对于医学知识越来越关注，也使养生谣言泛滥，滋生了一批如张悟本之流的伪养生食疗专家。数据显示，2015年朋友圈谣言的举报处理总量超过2160万次，健康养生、疾病主题是谣言泛滥的重灾区，并常常会用"致癌""致命""致死"等耸动的、极富煽动性的词汇吸引眼球。虽然很多专家都做过相关的讲座、发表过科普文章，但发布谣言的人更多，经常专家和"砖家"的科普文章会出现在同样的纸媒体上，很难辨别。所以，并不缺少医学相关的科普，但靠谱的、正确的、通俗易懂的、多种渠道的医学科普仍是稀缺资源。2007年以后，我不再担任电视节目主持，业余时间，把重点放在了科普讲座上，先后成为解放日报健康讲坛的顾问及讲演嘉宾，新民晚报健康大讲堂首期嘉宾，文汇报中医药文化讲堂主持人，市委宣传部东方大讲堂专家；SMG（上海广播电视台、上海文化广播影视集团有限公司）《名医大会诊》《名医话养生》《陈辰全明星》，上海教育台《健康大不同》，上海人民广播电台《活到100岁》等节目嘉宾，每年参与十余期节目；同时参与上海健康教育所的科普节目的策划制作，现已制作数百集，通过上海卫生计生委的健康宣传网络免费发放；2017年又成为上海电视台新闻综合频道《名医话养生》的特邀主持人，继续科普事业。近年来，为了适应新形势，我开通新媒体的科普渠道，在喜马拉雅电台上开设了一个医学知识科普栏目；也开设了公众号，以有趣、新颖的模式使医学知识的科普惠及更多的人群。曾获健康中国 2013 健康风尚人物奖，2016 年上海科普创新奖个人贡献一等奖，敬佑生命 2016 荣耀医者科普贡献奖，2018 年全国科普讲解大赛一等奖。

·关于书

本书属于反向出书，是将我已录制完成的视频、音频经过文字整理形成的书籍，在我数百集的节目中，选出和老百姓贴合度高、实用性强的文章 55 篇，其中包括常见病的防治知识、日常保健及中医养生等内容，有些文章实在难以割舍，无奈篇幅有限，只能留待以后有机会再做整理、出版。书中文字均为自己原创，从自己的视角、以自己的方式向大众科普医学知识。由于各种自媒体的兴起，健康知识的传播也呈爆炸式增长。本书的内容除了科普医学知识之外，还尽量想传递甄别真假讯息的思路与方法，使大家在获得实用保健知识的同时，提高医学科学素养，这也是作为一个健康传播者的更高目标。书名取作《医声相伴》是希望通过我的讲述、我的声音，能让艰涩难懂的医学知识也可以贴近百姓、贴近生活，让准确、实用的养生信息与大家时时相伴。书中每一篇文字都附有音频，可以通过扫描二维码收听，部分篇目还会结合最新的 VR 技术，让阅读的画面生动活泼起来，并会进行持续更新，让大家更好地享受医学知识的"视听盛宴"。随着医学知识的快速更新，书中部分内容也相应做了补充和修改，与音频、视频偶有出入，还望读者包涵。

最后感谢中国科学院院士葛均波教授为我作序；感谢上海市医学会会长、上海中医药大学校长——徐建光先生，健康时报社总编辑——孟宪励先生，上海市名中医——我的恩师何立人老师，著名节目主持人——曹可凡先生为此书写了推荐词，并感谢我的研究生刘暠月、纪金霞所做的文字整理工作。

崔 松

2018 年 5 月

目 录

我是您的养生小助手
微信扫描左侧二维码
加入养生讲堂读者圈
（有声书·名医答疑·养生互动）

　　小症状，大信号！生活中，我们会有一些不适，以为是小症状，往往忽视。可是，多年临床经验的专家告诉你，有些小症状，却是一些要命疾病的大信号，不可忽视！而有些症状，通过正确的调理，可以防止向一些疾病发展。

问药篇

那些我们自认为应当如此的医学常识，真的是对的吗？眼花缭乱的日常药物、保健品，我们真的用得正确吗？那些高消费的保健品，用好了，用对了，效果才会更好。

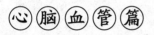

心脑血管篇

现代社会，最致命、最凶险的疾病是什么呢？心脑血管疾病，这个答案恐怕没有人会觉得意外。因为它太常见、太高发啦。可是，即便如此，我们对这类疾病又真正了解多少呢？我们所获取的医学信息来源，都是准确的吗？我们如何判断真伪，又如何正确防范疾病的突袭呢？

·症状篇·

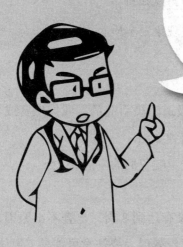

小症状，大信号！生活中，我们会有一些不适，以为是小症状，往往忽视。可是，多年临床经验的专家告诉你，有些小症状，却是一些要命疾病的大信号，不可忽视！而有些症状，通过正确的调理，可以防止向一些疾病发展。

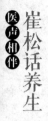

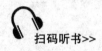

扫码听书>>

001 咳嗽背后的五种"信号"

咳嗽是人保护性的反射。

别以为咳嗽是坏事儿。要是没有咳嗽，呛到气管里的东西就没法出来；那些由于感染产生的很多痰液也没办法排出。

咳嗽只是一个现象，我们要透过现象看本质。

是什么原因引起咳嗽？

当然最多的还是肺部或者是呼吸道感染引起的。我们感冒或者支气管发炎以后会咳嗽，有可能延续1周到2周。

大家非常苦恼，因为咳嗽往往会影响我们的生活。

给大家一个小小的提示：

如果咳嗽持续的时间稍长，但没有达到8周，也查不出原因，验血白细胞也是正常的，吃一般的抗生素没效时，要注意可能是支原体感染。这种咳嗽往往是干咳，没有痰，但喉咙很痒。吃什么有效呢？吃大环内酯类的药，就是红霉素类的抗生素有效。

但这还不是慢性咳嗽，慢性咳嗽是8周以上还不好转的咳嗽。因为8周以上，基本不存在感染的问题了，我们需要考虑其他原因引起的咳嗽。

　　作为医生而言，我们建议先考虑最重的病，然后再考虑轻一点的疾病。什么疾病最重？肺癌！所以先去做个 CT 查一下，是不是由于肺癌刺激胸膜出现的刺激性咳嗽。如果查出来没有肺癌，那第二步，CT 同时可以排查出肺结核。现在肺结核在很多地方都死灰复燃，而且往往比较喜欢"照顾"那些年轻女性，尤其是比较瘦弱的、又喜欢减肥的女性，抵抗力差的时候容易患肺结核。

　　但如果经过这些排查，咳嗽 8 周以上，又排除了肺结核和肺癌以后，我们就要考虑以下几种疾病。

　　第一，要考虑上呼吸道滴漏综合征。

　　听起来是一个很拗口的名词。有没有看到一些"吃开口饭"的人，比如主持人、演员、相声演员或者是销售员，都是必须不停说话的人。他们会有个习惯就是清嗓子，有时清嗓的同时还会咳嗽。他会告诉你："我平时经常咳嗽。没办法！慢性咽炎！"慢性咽炎就属于这个范畴，但还不光是慢性咽炎，有比这更厉害的。

　　上呼吸道滴漏综合征病人的鼻后腔会滴漏他的鼻涕，所以以前又叫鼻后滴漏综合征。这种人往往可能有鼻炎，那么鼻涕从前面流不出来，都往后流，沿着咽后壁流下去，咽就会受到刺激，一刺激我们就要清嗓子，想要把它吐出来。但是咳也咳不出来，就变成了干咳。这种情况还是比较轻的，比较厉害的是哪种呢？就是鼻涕特别多的人，在晚上睡觉的时候，鼻涕全部留在后面。等他早上起来的时候，喉咙口有很多很多的痰。他会告诉你："我这个毛病，痰平时是没有的。但早上起来，我要吐很多很多的痰才能吐得干净，白天又要清嗓子。"你如果听到这种症状或者你有这种症状，就要考虑这种慢性咳嗽会不会是上呼吸道滴漏综合征。

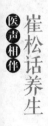

第二，要考虑咳嗽变异性哮喘。

这又是个拗口的名词。它的关键词是哮喘，咳嗽变异性哮喘本质上就是一种哮喘，只不过这种哮喘不是以喘促为特征的，比如听到喉咙有像小鸡叫的声音，而是以咳嗽为主要表现的。这不是一般的哮喘，而是变异的哮喘。这种病好发于小孩子，往往白天症状还可以，到了晚上，由于人体内环境的改变，气管容易痉挛。所以，哮喘也是晚上发作较多，越是要睡觉的时间越是咳嗽，可以咳一晚上。我自己的孩子小时候就有这个问题，咳了3个月后，到儿科去检查，不是一般的问题，是咳嗽变异性哮喘，吃了药就好了。这是需要注意的，特别是孩子。

第三，要考虑嗜酸细胞增多性支气管炎。

首先要搞清楚嗜酸细胞为什么会增多？主要是两种相关的情况：寄生虫、过敏。如果有生寄生虫的人或者是过敏的人嗜酸细胞容易增多。嗜酸细胞增多性的支气管炎所引起的咳嗽跟过敏有关。他们的咳嗽就是干咳，跟其他咳嗽有什么不一样呢？它有一个特点，往往有一些诱发因素，比如说冷空气。本来好好的，空调冷空气吹了一会儿，然后咳嗽不停。或者皮革、动物毛发、灰尘，或者吃了冷饮、奶酪等都有可能是诱发因素。我们在痰液里面可以找到增多的嗜酸细胞，就可以诊断。这种病吃抑制过敏反应的药是有效的，比如激素。

第四，要考虑食管反流。

以上所说的3个可能疾病都是和肺与呼吸有关的。其实咳嗽不一定就是肺的毛病！还有一种疾病，食管反流。

咽喉不单单管呼吸，我们吃的饭也是通过咽喉下去的。只不过我们吸入的空气是进入气管的，而吃的饭、饮用的水是进入食管。而食管、气管共同开口于咽部。当食管里面的东西反流出来，在咽部一刺激到气管以后就要咳嗽。

汶川地震后，我于 2009 年到四川都江堰去援建，碰到这样一个病人。他告诉我："我平时不咳嗽，但是晚上如果喝了啤酒以后，睡觉的时候就咳嗽。一喝了啤酒胸口就有点火辣辣地疼。"我就想会不会是食管反流？第一，不喝酒会不会好？第二，如果必须喝酒，可以再吃点药来改善。结果吃了治疗食管反流的药以后，就不咳嗽了。后来做了胃镜，确实是食管反流。这就是通过咳嗽看出了食管和胃的消化系统疾病。所以，我们不能把眼光仅仅局限在肺，也可能是食管的问题。

第五，要考虑心源性咳嗽。

最后，除了食管、肺以外，还有一个重要的脏器会引起咳嗽，那就是心脏。

我是心脏科的大夫，不止一次碰到有些病人看肺、看咳嗽看了半年，最后查出来是心脏病才到我这儿来看病。这时心脏的问题其实已经不是一天两天了，已经稍微有点晚了。心脏的什么病会引起咳嗽呢？心力衰竭。心力衰竭的病人心脏的泵出功能受到限制，全身流到心脏的血液不能完全往外泵出，就会引起瘀滞。我们的左心房接受肺里流到心脏的血液，然后通过左心房到左心室再达到全身。如果左心出问题了，那肺里的血液没有办法很顺畅地回到心脏，这些血液就会瘀积在肺里，形成肺瘀血。肺瘀血时间长了也会咳嗽，因为影响了气体交换，而且肺的充血、瘀血状态可以让咳嗽中枢发出咳嗽的反射。

所以，有很多病人说：晚上咳嗽，这个咳嗽是躺下去咳，坐起来会好一点，躺下去又咳，坐起来又好一点。如果你听到病人是这样咳嗽或者你有类似的症状，要当心心脏病！因为我们坐着的时候，就算有肺瘀血，"水往低处流"，血液流到低的地方，这样对器官的刺激小。但是平卧的时候，全身的血液都回到心脏，心脏的负担更重！除了我们正常的

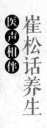

血液流回心脏，平卧以后脚上的血液也可能流回心脏。心脏的负担一重，它的搏出量就更低了，肺到心脏的血液流动得更差了，血液就更容易瘀积在肺里，引起咳嗽。

心源性的咳嗽其实是心力衰竭！

总结一下：

如果你咳嗽了 8 周以上，我们叫做慢性咳嗽。一定要想到肺内、肺外一共 5 个毛病——上呼吸道滴漏综合征、咳嗽变异性哮喘、嗜酸细胞增多性支气管炎、食管反流和心源性咳嗽。

扫码听书>>

002 我们为什么会发烧

人是恒温动物，我们跟狗熊、蛇不一样，它们需要冬眠，而我们不需要，为什么呢？因为我们的体温是恒定的。体温的恒定并不是在一个点，很多人说：体温就是37℃，没有 36℃的时候。其实不是！

人的体温一般是在 36.2 ～ 37.2℃的范围，一天当中的上下波动不超过 1℃，是有一个调节范围的。在一些特殊的情况下，比如女性排卵期的时候，体温也会有一些波动。但总的来说，体温是恒定在这一区间里的。

为什么呢？因为这个温度最适合人体的各项机能。比如肝脏的解毒，还有我们各种生理情况下都需要在这个温度范围内。体温高了，各项功能会出偏差，体温低了亦然。

那体温是如何恒定在 36.2～37.2℃这个范围的呢？

人体有一个"体温计"，还有一套"空调"系统。人体的"体温计"在脑子里，有个叫下丘脑的地方，那是我们的体温中枢。下丘脑设定好温度后，咱们的"空调"系统就得有时候要加热，有时候要散热。"空调"系统就是我们全身的各个脏器，就像一个工厂要运作需要马达，只要马达转起来就会产热。那皮肤就是散热的功能，包括呼吸、出汗都是散热。产热和散热不平衡了，"空调"坏了，也会发热。

所以，发热的原理基本上就是两条：第一条，"体温计"坏了；第二条，"空调"坏了。

先说说第一条，"体温计"坏了。

"体温计"坏了有两种情况。

第一种，是彻底坏了。由于脑出血、脑梗死或者是脑瘤造成的出血、缺血等直接破坏了下丘脑，"体温计"完全失控。体温会直接达到人体的最高温度——42℃，或是维持 39℃以上不下来。这样的病人身上一点汗都没有，为什么呢？因为失去了整个调控系统。这种情况非常凶险，我们叫"中枢性发热"。得了中枢性发热，基本上活下去的希望就比较小了。

第二种，是"体温计"没有彻底被破坏，但是被干扰了，不太准了。这种情况比较多见。比如，各种细菌、病毒或者其他病原微生物引起的感染后的发烧。感冒会发烧，肺炎也会发烧，这是为什么呢？就是因为这种病原微生物释放的毒素，干扰了"体温计"。以肺炎为例，肺炎的毒素干扰了"体温计"，把"体温计"调到 39℃，也就是说平常36.2～37.2℃是正常的，而现在人体会以为 39℃才是正常的。

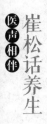

那怎么让体温上去呢？得赶紧产热。我们就会寒战！寒战的时候我们的肌肉不停地收缩、发抖，牙齿在打架。肌肉在不停地收缩过程当中就会产热，等到热量足够达到39℃时，就不用再产热了。这个时候你就发现寒战的情况就消失了，但是你的体温已经到39℃了。那体温还会再上去吗？"体温计"说："超过39℃我不需要！"人体就出汗了，一出汗体温就能下来，但是"体温计"还受着干扰，下来以后不久又会回到39℃。

再说说第二条，"空调"坏了。

"空调"坏了也有两种情况。

第一种，就是产热过多。明明不需要热"空调"，却打开热"空调"。比如说甲状腺的问题，它分泌的甲状腺激素有类似于人体"空调"系统的作用。激素一多，人就发热；激素一少，人就怕冷。还有一种情况就是，人体这个工厂加班加点地工作了。比如心肌梗死，或者手术过程当中切除了某一个脏器，损伤了皮肤、血管和内脏，出了血，会有一些多余的物质，人体要吸收这些物质，加班加点工作就出现发烧了。

所以，手术以后，如果体温不超过38℃，那都是正常的。还有白血病发热，它包括两种情况：一是它会产生很多不好的细胞坏死，需要吸收的时候人体又在加班加点工作。还有就是前面提到的"体温计"受损了，白血病会分泌各种各样的毒素，把"体温计"调高。肿瘤也是如此影响"体温计"的。另外，人体处理、吸收肿瘤坏死的部分，也需要加班加点工作，让"空调"产生加热的效果。

第二种，就是散热过少。人体靠皮肤、出汗来散热，那怎么会散热过少呢？听说过鱼鳞病吗？知道烧伤的病人没有汗腺吗？或者皮肤因为受到了疾病的干扰，汗腺减少了或者不发达的时候，这些情况下不会出汗或者出汗减少，就不能调节体温。这样的情况比较麻烦，我们必须把外界的温度调到适合的体温，不然就会一直这么烧下去。

那怎么退烧呢？退烧类似于人工降雨的过程，天太热了，下一场雨会凉爽一点，咱就人工降个雨。使用人工催汗的药物，让他自己出汗，一出汗散掉一些热，体温就能下降到正常。

降到正常后是不是还会再上去呢？就要看有没有把病源、病因去除，如果"体温计"还是有问题的话，退烧以后体温还是会再上去的。

扫码听书>>

003 头上的"紧箍咒"——头痛

"头痛"这个词儿已经不单单是一个医学术语了。日常生活中，我们经常会说："哎！今天碰到这个事儿实在太难办了，真是头痛啊！"

如果翻开教科书，你会发现有几百种头痛的原因。所以，如果你们问我："我为什么会头痛？"面对这个问题我也头痛！因为头痛的病因太多了。

好在这么多病因中只有几种是致命的，其他都是偏向良性的。致命的头痛中，比如蛛网膜下腔出血，就是脑动脉瘤破裂了，它引起的疼痛尤其剧烈，继而可能导致昏迷，甚至有生命危险。还有颅内肿瘤、脑血管意外等，都是致命的病变。

除此以外，有很多的头痛就没有那么严重。

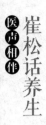

怎么知道头痛是不是严重呢？

教你一个诀窍，就是时间。

往往越是急性起病的头痛就越要引起重视，比如两周之内越来越加重的头痛。如果突发的头痛也要重视，也就是第一次头痛发作，还是需要好好去医院检查一下，看看是不是脑部先天性的血管瘤，或者肿瘤，或者血管的其他病变引起的头痛。

如果都排除了这些疾病，并且在一年中定时、定季节，或者女性受到生理期影响而出现的头痛，往往就是慢性头痛。这种头痛基本上没什么大问题。

有3种最典型也是最常见的慢性头痛。

首先讲讲偏头痛。偏头痛就是偏着一侧的头痛吗？虽然它的发作总是从一侧开始，但是偏头痛还有两个特点。

第一个是有先兆。何为先兆？就是头痛之前，先会觉得看东西视物模糊或者是看一些地方有闪光点，接着开始怕光、怕声，然后就头痛了。

第二个是偏头痛疼痛的性质非常有特点——搏动感，就是感觉到血管"噗通噗通"地跳动，头痛得厉害时还可以有恶心呕吐的症状。

偏头痛好发于女性，特别是生育期的女性，月经前或月经中常常发作。如果一个绝经后更年期的女性说自己是偏头痛，除非是从年轻时就开始发作，不然一般不会在这个阶段新发偏头痛。

说到偏头痛怕光、怕声，有血管搏动的特点，有一个改善症状的小秘方。怕光、怕声就要在小黑屋里，避免光声刺激。而搏动性头痛往往是和血管的舒张功能和收缩功能过于强烈有关，咖啡因可以调节血管的收缩与舒张。所以，如果是不太重的偏头痛，可以"在小黑屋里喝咖啡"，就能缓解偏头痛。

第二种头痛叫丛集性头痛。这个名字听起来特别陌生，那如果把

"丛集"改成"密集",是不是能够理解呢?就是头痛发作得特别密集,在集中的一段时间内。

丛集性头痛的发作有个特别明显的特点,就是"定时炸弹"。也就是说如果今天下午2点发作,晚上8点发作,那明天一定是2点和8点发作。定时定得特别准!它还有一个特征,就是眼泪、鼻涕横流。

那它的发作部位在哪儿呢?先从眼眶的部位开始由一侧疼痛,然后再放射到面颊部、枕后部。

丛集性头痛的发生也是跟血管有关,但它是没法用"小黑屋"或者咖啡来缓解的,往往需要医生进行处理,因为丛集性头痛的疼痛是特别剧烈的。

第三种头痛是我们现代人发作最多的头痛,叫紧张性头痛。描述一下它的症状:总觉得头昏昏的;头向下的时候,比如系鞋带时,就觉得头要撞到地上了;觉得头胀,有一种戴帽子的感觉,即头从前到后的一圈都是绷紧的感觉;或者觉得颈项板滞。

紧张性头痛的病因是头部和颈部的肌肉紧张、收缩,产生板紧的感觉。

什么时候发作呢?精神紧张、焦虑、抑郁或者没睡好,或者碰到一个大事件的时候发作。现在社会,工作、生活压力大,心理上的压力特别大的时候,紧张性头痛发作就比较多。

治疗紧张性头痛,往往除了放松肌肉之外,还要处理心理问题,要不然还会继续发作。

这3种头痛占了所有慢性头痛的绝大部分。虽然这类头痛往往是不致命的,但是对生活的影响特别大。所以,一方面要重视那些急性发作的头痛,可能是脑血管意外、血管瘤、肿瘤引起的头痛。另一方面要对慢性头痛有个了解,到底属于偏头痛,还是丛集性头痛,或是紧张性头痛,这样才能够对症处理,提高生活质量。

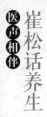

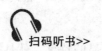 扫码听书>>

004 大汗淋漓中的学问

人为什么会出汗呢？

因为要散热，我们是恒温动物，体温要恒定在一定的范围，体温过高了，就得散热。

散热最主要的方式是通过皮肤。首先通过皮肤血流的增快来散热，体温再高一点儿，就需要通过出汗，皮肤汗液的蒸发来带走人体的热量。

人体什么地方会出汗呢？

有人说，我胸口汗多；有人说，我就是大腿出汗多；有人说，我腋下出汗。人体的大汗腺分布在全身的各处，所以会出现不同的人出汗的地方不同的情况。

但是不要忘了：出汗，不仅仅是看得出来的那一大滴一大滴的汗，人体为了维持自己的体温，有隐性的出汗，也就是说是我们看不出来的"汗"。每天皮肤要蒸发 500mL 的汗，所以不能说不会出汗，只是或多或少，明显和不明显而已。

为什么紧张的时候也会出汗呢？

如果人体不是热，并不需要散热的时候为什么也会有出汗呢？大家有没有过这种感觉，要上场演讲、要进考场，然后突然就觉得自己手心开始出汗，或者头上开始冒汗。紧张也会引起出汗！因为出汗其实是受人体神经调节的。出汗本身是神经调节的一个产物，这个神经叫交感神经。

人体有两条植物神经，一条是交感神经，一条是副交感神经。交感神经起什么作用呢？我们想象一个场景——清晨跑步的感觉。你会感觉比较有动力，比较兴奋，微微出汗，心跳加快，有欣快的感觉，然后嘴巴开始微微地发干，这叫交感兴奋。记住它其中有要出汗。副交感神经兴奋的时候是什么样子的呢？想象另一个场景——中午吃完午饭的感觉，那时唾液分泌增多，肠道蠕动增快，但是出汗减少，心跳变慢，并且有点儿昏昏沉沉想睡觉的感觉。刚好与交感神经相反！这两个神经控制我们的人体就像一正一负、一阴一阳。所以，这两个神经的调节，副交感神经兴奋就是唾液多，交感神经兴奋就是汗液多，而汗液多的时候唾液少；唾液多的时候汗液少。

古人利用人体神经调节功能发明了一个古老的"测谎仪"。在审问时，让嫌疑犯嘴巴里含一口米，两只手再攥着一把米。然后问他问题，用点头、摇头来回答。问题问完了以后，让嫌犯把米吐出来，把手中的米放开，看一看米是干的还是湿的。如果在特别紧张的时候，嘴里的唾液分泌减少，而交感神经兴奋引起手心出汗。所以，手里的米是湿的而嘴里的米是干的，就说明说谎了；反之，手里的米是干的而嘴里的米是湿的，就说明可能没有说谎。

其实，现代测谎仪的原理也差不多。现代测谎仪是在身体上贴很多电极片，一旦说谎就会出现心跳增快、皮肤出汗。

有些疾病也容易出汗。

当然我们还是要想一想出汗是不是一种疾病的信号。有一种内分泌疾病，叫甲状腺功能亢进症（简称甲亢）。甲亢病人特别容易出汗。还有患心脏病的人也容易出汗。所以，如果有很明显的出汗时可以到医院检查一下，排除类似的疾病。如果没有的话，就要想想是不是最近压力太

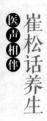

大了，或者是不是特别容易紧张造成的。

不出汗是怎么回事呢？

说了那么多出汗的事情，还有人不出汗。究其原因：第一，汗腺少，就不容易出汗。第二，汗腺受到破坏的人也不出汗，最多见的就是烧伤病人。当大面积烧伤时，即使能够存活下来，即使能够植皮成功，但是汗腺的破坏是无法逆转的，所以很有可能就不会出汗了。

夏天对于他们来说特别难熬，没有空调的时候，就必须在房间里放冰块，通过冰块把外界的温度降下来，否则身体的热量散不出去，就会处于一种高热的状态。

扫码听书>>

 我们为什么会贫血

经常有女孩子认为自己气色不好就是贫血，但是验血指标又都是正常的。所以，有头晕目眩、脸色苍白症状的不一定是贫血；但如果贫血的话，是一定有上面这些症状的。

那如何判断是不是贫血呢？

可以通过一个客观的标准来判断是否有贫血，那就是体内的血红蛋白含量。如果男性小于 120g/L，女性小于 110g/L，就能诊断为贫血了。

那贫血的原因又是什么呢？

人体如同一个大的工厂，可以生产各种各样的激素、身体必需的各种元素，当然也包括血液。

工厂造不出血液有几种情况：第一种是造血原料不足，第二种是工厂里面出了问题，还有就是造出的东西被消耗得太快了。

先来说说造血原料不足。

造血原料有很多种，最关键的是铁元素、叶酸和维生素 B_{12}，而叶酸和维生素 B_{12} 是归于一类的。

缺铁肯定会引起贫血，这就是常说的"缺铁性贫血"。如果验血发现血红蛋白低，男性需要考虑痔疮，女性需要询问月经量大不大，这些都是慢性持续失血的原因。血液中含有铁元素，在失血的同时铁元素也丢失了，久而久之就会出现缺铁性贫血。

那化验单上要怎么看是不是缺铁性贫血呢？有一个叫细胞体积的指标，代表了红细胞的大小，如果小于 80（单位 fl）就表示红细胞特别小，因为缺铁红细胞长不大，这种就是缺铁性贫血，只要补铁就可以改善。

古人认为吃啥补啥，因为血液是红色的，那吃点红色东西就能补血，经验认为这是可行的，而实际上也确实可行。虽然不是所有的红色食物都含铁，但含铁量高的食物因为氧化铁的原因颜色会发红，很多中医补血的东西未必含铁量很高，但在实践中发现其富含促进铁元素吸收的东西。

另外要说一说菠菜，以前人们误以为菠菜含铁量很高，而且菠菜的根是红的。这是历史上一个非常有名的误会，当时的小数点点错一位，导致菠菜被误认为含有大量的铁，虽然菠菜含铁量并不高但营养很丰富，也可以经常吃。

含铁量高的是动物的肝或血。所以，缺铁性贫血不严重，不需要吃

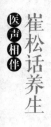

药的话,吃动物肝脏和鸡鸭血都是很好的补铁方法,蘑菇、大豆也是含铁的食物。

还有一种情况正好和缺铁性贫血的细胞形态相反,细胞体积大于100,红细胞特别大,叫"巨幼红细胞性贫血",缺的不是铁而是叶酸和维生素 B_{12}。怀孕的女性对叶酸很敏感,因为怀孕早期需要补充大量叶酸来预防孩子神经系统发育的畸形。其实平时叶酸也是必需的,它是很重要的造血原料,一般在深色的蔬菜和动物的肝脏中含量高。

还有一种造血原料是维生素 B_{12},它的发现比较曲折。

20 世纪的欧洲曾经流行一种非常严重的疾病,病人往往在两三年当中就会死去,他们的血红蛋白含量只有正常人的 1/3,当时称之为"恶性贫血"。一直到 1929 年,哈佛大学的一位助理教授乔治·迈诺特和他的助手威廉·墨菲,做了一个很有趣的实验,对 45 位患有恶性贫血的病人,每天给他吃半磅的生牛肝或者稍微煮过的牛肝,发现贫血症状显著减轻,一下子引起了轰动。这个思路是受到另一位科学家发表的文章的启发。1925 年,美国病理学家乔治·惠普尔报告他们的实验用狗由于连续放血而导致慢性贫血,给狗的饲料里加了肝脏后,狗的贫血就恢复了。乔治·迈诺特用这个方法治疗恶性贫血取得了成功,其实是歪打正着,放血引起的贫血跟恶性贫血的病因是不同的,恶性贫血补充的不是铁,是维生素 B_{12}。

同时代的另外一位医生叫坎索,他查文献发现恶性贫血的病人还有一个特点,就是舌头特别红,没有舌苔,胃里面的消化腺都萎缩了,没有胃液,于是他考虑会不会是胃的问题引起了贫血,就做了一个实验,吃 300g 瘦牛肉,过 1 个小时拍 X 线片看还有 2/3 的食物在胃里面,就通过刺激咽部的方法吐出食物,获得 200g 半消化的牛肉。这里面就混合了正常人的消化液,加点稀盐酸,把它配置成溶液,给患有恶性贫血的人吃。再与只吃牛肉的另一组恶性贫血病人相对照,结果发现吃混有消化液的牛肉能治疗恶性贫血。于是，坎索就认为牛肉是外因子，人体的消化液里面肯定含有内因子。

后来，逐渐发现牛肝里其实含有的成分是维生素 B_{12}，而内因子是一种能保护维生素 B_{12} 不被人体蛋白水解酶分解，并且能让它在肠道加快吸收的物质。随着治疗方法的推进，现在有了肌肉注射、静脉注射维生素 B_{12}，可以通过这些方法改善贫血。

肝脏里面有很多造血原料，中国古代认为"肝藏血""肝生血"，按照现代医学的说法，是骨髓造血，跟肝没有什么关系，但古人是看到实际的结果推理出的结论，肝脏确实对贫血有治疗作用。所以，不要害怕动物内脏含胆固醇高，适当食用一点动物内脏对补充人体必需的元素是非常有好处的。

再说说工厂里面出了问题。

如果把造血比作工厂生产，造血原料不足只是第一步。

如果工厂的生产率低下或者生产的全是伪劣产品，或者它根本造不出血，那也会出现问题。

而造血是由人体的骨髓进行的，小时候全身的骨髓都能造血，而长大以后只在扁平骨（胸骨、骨盆、肋骨、颅骨）造血，像四肢的骨骼都是长骨，长骨的骨髓被脂肪代替。如果骨髓出现问题，造血就出问题了。

第一种情况就是生产力低下，造不出血。可以在化验单上看到红细胞、血红蛋白、白细胞、血小板都是低的，再查一下骨髓，发现它没有旺盛的造血表现，功能是低下的，这种叫"再生障碍性贫血"，骨髓根本就造不出东西来。

一般分两种情况来考虑：第一种是骨髓里面的东西好比种子，种子不好当然不能很好地发芽长出很好的庄稼。第二种是种子很好，但是环境不好，土壤里面都是有毒的东西自然就会把种子都弄坏了。治疗方案

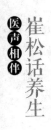

可以用雄激素来促进它的造血，就是培育好的种子；还可以用对抗免疫的方法把压制种子发芽生长的免疫因素去掉，还能用补肾填精的中药来治疗。

其中还有一种特别的例子，叫"纯红再障"，就是整个化验单里面白细胞、血小板都不低，就是红细胞低，这就是纯的红细胞性的再生障碍性贫血。它跟胸腺有关，胸腺位于胸骨后，是免疫器官。幼年时发达，可以提供免疫力，但是长大以后就会萎缩，有些人会长肿瘤或者胸腺增生，过度亢进的免疫力就会针对自身，破坏骨髓，如果针对胸腺通过手术或者药物也是可以治疗的。

另外一种是工厂的造血功能特别好，但是生产的东西是假冒伪劣产品，这种情况就是"白血病"。也就是说白细胞很多，正常人少于 1 万，这些病人可以到 10 万、20 万个，生产线全部都在造坏的白细胞，就没有场地去造红细胞和血小板了，红细胞和血小板的制造就被抑制了，这种情况下也会出现贫血。

还有一种情况是消耗过快。

如果原料没问题，制造过程也没问题，造出来也是正常的，还是会出现贫血，这就是被消耗或者是丢失了，比如肝硬化的病人或者车祸以后大出血，肯定会贫血。还有一种是慢性的消耗，比如慢性炎症、肺结核、肿瘤或者持续发热，本来每天根据需要消耗这点东西就够了，但是如果每天不停地消耗，需要量太大，血红蛋白也会减少。

总结一下：

贫血的原因有很多：前期的原料不够；工厂的生产力不够，或者生产力很好但生产"假冒""伪劣"产品，或者是失血、慢性消耗太多。

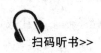 扫码听书>>

006 为什么总是拉肚子

其实，拉肚子不外乎最根本的两个原因。

第一，肠子动得过快，从本来的绿皮火车变成高铁了。肠蠕动一增快，肠子里的东西就不停地排出。比如说，有些甲状腺功能亢进的人，他分泌的激素多了，肠子动得快就会拉肚子。

第二，就是肠道里的水分过多，大便就不容易干、比较稀，容易排出。我们常会说：吃坏了会拉肚子，水土不服会拉肚子，受冷了会拉肚子，还有喝牛奶会拉肚子等。这到底都是怎么回事呢？

食物中毒，为什么拉肚子？

那是因为食物里坏的物质，它产生的毒素刺激肠道，分泌了大量肠液，肠道里水一下子就多了，所以我们拉稀，水分多。其实，有人平时还会主动去拉肚子，说要排毒，我不主张这么做。但是如果吃进去品质不好的东西，然后把它拉掉，倒真是一种排毒，但就怕拉得过多。

有一种烈性传染病叫霍乱，它最大的危害就是不停地拉肚子。拉到什么程度呢？拉到脱水，拉到休克。所以，拉肚子多的人，医生会给他补液，或者让他多喝水来补充体液。

那受寒了，为什么拉肚子呢？

我们的肚子外面有一层腹壁，如果你做过 CT 检查，你就会看到肚

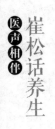

脐的那一段，腹壁是特别薄的，特别是体瘦的人。

当外界的寒气，比如空调对着肚子吹，就让我们的肠子也受到寒气，肠子就会痉挛，突然间蠕动就会增快，导致拉肚子。所以，有人说一吹空调就拉肚子，那是受寒了！

那水土不服，为什么拉肚子呢？

因为换了一种环境以后，吃的东西和以前不一样，肠道不适应。也就是说，可能对某些食物吸收不好，有很多不能吸收的东西在肠子里面，包括一些会引起过敏的物质。所以，肠子要尽快把它们排出去，也会引起拉肚子。

如果怕水土不服，该怎么办呢？可以先去买一块当地产的豆腐吃一吃。这是因为豆腐是蛋白质，如果有过敏的话，少量地接触，可以慢慢地脱敏。第二个原因是豆腐特别容易消化。不要今天刚到成都，本来不吃辣的人，马上吃麻辣火锅，那肯定拉肚子！这些食材跟你的肠道不吻合，引起了水土不服。

喝牛奶拉肚子，是怎么回事呢？

那是因为人体内有一种酶是专门分解乳糖的，而中国人群中有很多人缺少这种酶。我们的祖先没有把牛奶作为主要的营养，对分解牛奶乳糖不在行。所以，有人喝了牛奶以后，乳糖不能分解，在肠道里越积越多，吸收不良就排出去了。

其实还有一种情况跟这个非常像。不知道大家有没有去过新疆旅游？那儿的导游会说：各位团友！我们可以吃新疆的瓜果，吃葡萄，吃哈密瓜。但是请各位注意，如果你吃了这些东西，千万别喝水，一喝水就拉肚子。不信？！不信就试试，十有八九会拉肚子。其实，这是一个渗透压的问题。比如说你把苹果削一块，上面放点盐，马上就看到苹果的水分渍出来了。上面放盐的地方比较"高渗"，浓度比较高，水分会从低浓度跑到高浓度。那你在新疆吃着全中国含糖量最多的瓜果，吃到肠子里那就像是一大块的糖。浓度一高，水就被吸到肠道里，你还去喝水，水一多，大便就稀，就会拉肚子。

刚才所说的牛奶问题，当乳糖继续过多的时候也是处于这种高渗透压的状态，也会拉肚子。

虽然这样拉肚子不好，但是能不能用这个方法来解决便秘呢？当然可以。有没有人通过喝蜂蜜来解决便秘的？蜂蜜就是一种高浓度的糖，进入体内以后，通过蜂蜜的高浓度，把其他水分吸收进肠道来，就解决了便秘的问题。

其实，拉肚子的情况千差万别，如果确实是吃坏东西拉肚子，或者是细菌感染拉肚子，就去医院。如果是其他情况，就可以对症处理，不必过于惊慌！

扫码听书>>

007 告别便秘的小诀窍

一般认为健康的状态，就是"吃得下，睡得着，拉得出"。这三点是最基本的要求，下面谈谈其中之一——拉得出。

拉不出就是便秘，据统计，27% 的人都曾经有过便秘的情况。

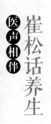

什么是便秘呢？

今天没大便，或是大便不是一天一次，而是两天一次，这就是便秘吗？其实，便秘并不是以次数来算的，而是要看每次排便是不是非常困难、费时、大便干结。确实不大便已经几天乃至大便 1 周一次，有时候大便太用力就会出现便血或者肛裂，有这些情况就是真正的便秘。如果单纯就是两天一次，排便非常顺畅，而且 10 年、20 年都这样，那不能叫便秘。

便秘和整个消化道有关。

牙齿把食物切碎以后，通过食管到了胃，再通过胃液的消化，把它变成类似糨糊一样的东西，进入到小肠，小肠把营养吸收完，食物残渣就进入了大肠，大肠就把剩下那些有用的东西（包括水分）一点点吸收，最后形成一条一条的食物残渣，这就是粪便，最终排出体外。如果大肠蠕动太慢，或者各种各样的原因让大肠没有办法正常蠕动，就会出现便秘。

便秘一般有两种情况。

一种是"慢车进站型"。大肠就好比一列慢车，不像高铁时速是二三百公里，这辆慢车只有每小时 40 公里的时速。本来一天吃下去的东西隔一天就能排出来了，现在要隔一周才能排出来。这种情况非常多，尤其在老年人和年轻的女性比较多见。主要原因就是肠道的神经、肌肉出了问题，蠕动得慢。

还有一种是"到站不进站型"，就是出口梗阻型。它和"慢车进站型"的区别在于：前者往往大便非常干，因为时间变长，粪便的水分被越吸越少，所以大便非常干结。而后者大便没有经过长时间的吸收，但是到了肛门以后它出不来，大便往往是像泥沙样的，没有成型，不是很干，但就是出不来。

出口梗阻型有三种可能：第一，由于局部的解剖异常，比别人多拐个弯，比方说这里面长了个痔疮或者息肉，就堵住了出不来。第二种是肠道里面长肿瘤，堵住了。第三种是收缩不协调，用力大便的时候，应该是腹肌、盆底肌加压，而肛门要放松，大便才能顺畅地排出来。但是这些人往往太用力，把肛门也一起收缩起来了，所以他越用力越出不来，于是造成了出口梗阻。

便秘怎么办呢？

对于普通人来说，如果出现便秘，可以先去做肠镜，看一下肠道里面有没有肿瘤或者其他问题。先排除最不好的可能以后，就放心了。尤其是排便习惯突然改变的人，比如本来每天排便都挺好的，两天一次或者一天一次，突然变三天一次或者五天一次了，或者大便越来越细，有时还沾点血。这可能是肠道肿瘤引起的改变，所以要做肠镜。

如果肠镜检查没事，是功能性便秘。接下来你可以有很多选择，一般是"吃"东西。

第一种是纤维素。多吃点蔬菜，蔬菜里含有丰富的纤维素，而纤维素可以吸收水分，到了肠道以后，水分一吸收它就膨胀起来，刺激肠道，肠道受刺激以后就会收缩。

第二种就是可以用中药的麻子仁丸，还有开塞露这类药物，就是植物油或者矿物油，它可以软化大便，让大便能够顺利地排出来。

第三种就是渗透性的泻药。就跟吃蜂蜜的性质差不多，蜂蜜是很甜的东西，它到了肠道以后会吸收外面的水分进入肠道，给肠道补充水分后大便也容易通畅。除了蜂蜜以外，还有乳果糖及做肠镜之前吃的药，都是渗透性的泻药。

当然，我不主张用那些刺激性的药物，比如番泻叶、大黄。临时用

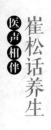

一下问题不大，要是长期用，肠道会变黑，叫"结肠黑变病"，这是有癌变可能的。

但是，我们不能整天靠吃泻药来维持生活，要找到引起便秘的原因。

对于很多白领女性而言，最主要的原因是排便习惯不良。人一天中直肠（肛门）有几次收缩很快的时期，它一收缩就有便意，如果你老是把便意忍住，慢慢地，便意越来越少，不再给你发信号，你就会一天都没有大便的感觉，两三天没有感觉，大便越来越硬，反而拉不出了。

那什么时候直肠的收缩最强烈呢？就是早饭前后。很多人的排便习惯就是早上起来，在吃早饭前后就有便意了，就去大便，然后一天浑身轻松。但是很多人晚上睡得晚，早上喜欢睡懒觉，错过了人体六七点或者七八点直肠收缩最密集的时候，之后的便意就越来越少。

排便习惯可以通过训练的方法来培养，就是利用巴甫洛夫的学说——条件反射。

选一个排便的时间来培养，如果没有感觉可以先用开塞露，或者小肥皂，搓一个小条塞进肛门，刺激肠道来通便。每天这个时候就把开塞露塞进肛门，拉不出没关系，等一会儿，然后第二天再来。慢慢地到这个时间点，肠道就说："我需要收缩一下啦，我要排便了。"把这个排便的习惯养成以后，便秘就会好了。当然还可以用生物反馈的方法训练排便肌群的协调性。

分享了这些治疗便秘的小窍门以后，希望那些深受便秘困扰的人，能顺利完成人生三大事之一——拉得出，可以拉得畅快点。

为什么看起来总是肿肿的

有些人看起来总是胖胖的，肿肿的，有时候人看起来胖可能是由于水肿引起的。水肿，有生理性水肿和病理性水肿之分。

生理性的水肿有两种。

一种称为"晨轻暮重"型，就是早上比较轻，晚上肿得厉害。第二种叫"走掉的水肿"，就是走着走着可以消掉的水肿。

如何判断自己是不是水肿呢？有一种非常简便的方法，在脚背上或者小腿上按一下，有一个凹陷就是肿了。但是人体藏了 10 斤的水，腿上也是按不出凹陷的。要藏 10 斤以上的水，腿上才能明显按出凹陷。还有一个办法就是称体重，一个人是不可能一天胖几斤的，但是肿的人往往一天的体重波动超过一公斤，秤是最敏感的。如果确实是肿的问题，就需要分辨水肿的类型。

先来说"晨轻暮重"型水肿。早上起床和晚上睡觉前分别称一下体重，如果体重相差一公斤以上，就要考虑这个问题。判断的标准可以通过"立卧位水试验"。

这需要花两天的时间，第一天早上醒来排尽小便，空腹状态下在 20 分钟内喝完 1000mL 的水，然后站立 4 个小时，不能坐下也不能躺下，如果实在累了可以坐一会儿，但是绝对不能躺，收集 4 个小时的小便，

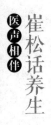
记录总量。第二天早上还是空腹排完便以后，在20分钟内喝完1000mL的水，然后躺着，除了上厕所之外不允许起来，再次记录4个小时的小便总量。最后对比两天的尿量，如果立位（站立）的尿量小于卧位（躺着）尿量的50%，比如第一天500mL小便，第二天有1000mL小便，那就有可能是"晨轻暮重"的水肿，也叫特发性水肿。

一般这种情况只发生在女性身上，男性极其罕见，而且多发生在微胖界的女性。因为体内有一种激素叫醛固酮，平常人醛固酮的分泌都是有规律的、变化不大，但是对于稍微胖一点的女性，在卧位的时候它就分泌得少，而站位的时候分泌得多。而醛固酮又叫"抗利尿激素"，它只要分泌一多，小便就少了。于是醛固酮在卧位的时候分泌得少，小便就多了；而站位的时候，醛固酮分泌得多，小便就少了，排不出去的液体就会使脚肿。

再说说"走掉的水肿"。与"晨轻暮重"型水肿相反，早上起来还行，坐一会儿腿就肿了，站起来走一会儿，肿就退了，叫"走掉的水肿"。

这就牵涉到人体的两个泵，第一个泵是心脏，心脏把血液运送到全身，可以运送到四肢末端（手脚）。运送到脚以后，血液回到心脏需要克服重力，这就需要通过另外一个泵给静脉加压，这个泵就是小腿的肌肉，叫腓肠肌。腓肠肌功能好的人，在不停走路的过程中压迫静脉，而静脉里面有一个特殊的构造叫静脉瓣，它可以防止血液倒流，也就是说血液从脚往上升1cm，瓣膜就把血液兜住了不让血倒流，同时腓肠肌对静脉的压力可以让血液像坐电梯一样一层层回到心脏，经过气体交换再流向全身。

所以，心脏没问题的情况下，如果腓肠肌很薄弱，小腿没有肉或者没有力气，坐久了就容易脚肿。起来走动走动，锻炼腓肠肌以后水肿又能消退。

这样的生理性水肿建议锻炼腓肠肌，可以站着不停踮脚尖或者坐着把脚不停地曲起来放下去，这是对腓肠肌收缩功能的一种锻炼。不停地锻炼这块腓肠肌，让肌肉的泵强大以后静脉回流就通畅了，脚也不容易肿了。

病理性水肿，也就是因为内脏出问题而产生的水肿。

如何鉴别水肿到底是由于内脏还是局部的原因所导致的，最简单的方法就是看水肿对不对称，是一条腿还是两条腿肿。

如果仅仅是单侧出现水肿，一般来说是肢体局部回流出了问题，或者是局部形成血栓。如果是对称性的水肿，一般就是全身性疾病，最常发生在心和肾。这两个脏器在人体体液循环中就像河流的上游和下游，心脏在上游，它将血液泵出来，然后经过肾脏的滤过形成尿液排出。这两个脏器出问题，都会引起水肿。

心脏就像一个泵，不停地跳动，将血液抽回来打出去，同时它是一个"双泵"。心脏分为左心和右心。第一个泵是右心，右心回收全身的血液，全身血液都会回到右心房，经过右心室打到肺中，进行气体交换，排出二氧化碳，摄入氧气，回收的静脉血就变成了氧含量高的动脉血。第二个泵是左心，经过肺循环的动脉血流到左心房，再经过左心室打到全身。

如果心脏的功能低下，就好比原本水泵的功率是6000瓦，现在只有3000瓦，没法完成原来的任务。本来要处理100吨水，功率下降了一半，只能处理50吨水，那剩下的水怎么办？

与城市的下水道一样，一旦超出了它的排水能力，多余的水就会积起来，就形成了水肿。如果积在肝里，就会出现肝瘀血；积在肚子里，

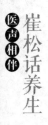

就是腹水；积在胸腔，就是胸水。又因为"水往低处流"，最明显就是积在脚上，然后从脚趾向脚背、脚踝、小腿、大腿蔓延。所以，心源性水肿最容易表现出脚肿，然后从脚一点点往上蔓延。

有种特殊情况，就是当人不能站立，比如中风或者其他疾病导致长期卧床时，就不是肿在脚上了，而是肿在屁股上（尾骶部），因为水是往最低处流的。如果有高血压、心脏病、糖尿病这些基础疾病，一旦发生水肿首先就要考虑是不是心源性的水肿，医学名称是"心力衰竭"，也就是心脏的泵出能力衰竭，就会引起水肿。

还有一个是单纯左心衰竭——左心收到肺里的血再打到全身，如果左心衰竭，出现水肿的地方就不是全身了，而是在肺里面。肺如果被水"淹"了，肺里面都是肺泡，内部是空的，作用是交换空气，里面进了水，就不能进行空气交换，就会出现喘，左心衰竭的表现就是"喘"。

所以，心源性水肿的表现，就是"肿"加上"喘"。

肾脏的第一个作用是"滤过"，全身的血液都要经过肾脏，把不好的东西排出去，这个是粗滤。肾脏的第二功能就是重吸收，把蛋白、糖之类的好东西再吸收回来，让它不要流掉，剩下的"废品"还是要排出去的。

如果肾脏出问题，第一种就是滤过出问题，不能把水滤过、排出，就会出现尿少。不能排出去的水就积在身体里面，全身就会肿起来，同时出汗都有股尿味，长此以往就发展成尿毒症。

第二种是滤过没问题，但是重吸收出了问题，脏东西排出去，蛋白、糖之类的东西也被排出去了。蛋白就是营养，低蛋白也会出现水肿。以前困难时期吃不饱，低营养状态时也会有水肿，民间有秘方说吃黄豆管用，就是通过补充蛋白质来消肿。

蛋白质在血管中形成胶体渗透压，可以把血液中的水分锁在血管里。

如果蛋白少了，胶体渗透压小就会导致血管里的水漏到旁边的组织里去。

身上最先表现的地方是眼睑，所以肾脏不好、蛋白尿特别多的人，是从眼睛开始肿的，一觉睡醒发现整个眼睛像金鱼眼睛一样肿，然后从头部开始肿，接着蔓延到全身。这种肿的特点是皮肤特别薄，薄得像一层纸。有个词形容皮肤叫"吹弹即破"，就要怀疑是不是低蛋白所导致的。

肾源性的水肿就是肾功能衰竭，以前大多是肾小球肾炎引起的，而现在越来越多是由高血压、糖尿病损伤了肾所导致。

所以，心衰、肾衰都可能由高血压、糖尿病所引起，病因往往差不多。

如前所述，心脏和肾脏在整个体液循环中就像河流的上游和下游，心脏出问题以后，水肿是从脚慢慢肿到全身；而肾脏出问题的水肿，是从脸上一点点到全身的。

 扫码听书>>

009 当智者，不当"痔者"

在医院里经常有一种形象的说法：外科大夫像个裁缝，把不好的地方剪掉，把好的地方缝起来。骨伤科大夫像一个木匠，拿着锤子和凿子，叮叮当当像捯饬家具。还有一个科室，我们经常叫"修钟表"，那些大夫就是"钟表匠"。这个科室其实就是肛肠科。

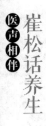
下面就要讲讲肛肠科最常见的疾病——痔疮。

先来讲讲为什么把肛肠科叫"修钟表"。

肛肠科习惯把肛门比作钟表，给它人为规定一些刻度，人平躺，暴露肛门——朝上的是12点；底下朝尾骨的是6点；两侧就是3点与9点。我们经常说：

"今天我们在几点位开痔疮？"

"在3点位、7点位。"

"在几点位开肛瘘？"

"在11点位。"

这样描述就非常清楚了，也就有了"钟表匠"这么一个称谓。

说到痔疮，最主要的症状就是大便出血。

有人经常大便出血，非常恐慌，就去医院查。医生戴上指套，用手指在肛门里做一个检查。如果能看到指套上沾着血，可能就怀疑是痔疮。

但是直肠肿瘤也会出血，所以现在基本上都会先做个肠镜，排除肠癌的可能。因为痔疮不会致命，而肠癌往往会要了你的命。如果排除肠癌的话，指套上沾血往往就是痔疮的一个表现。

还有一些人不出血，而是疼痛。疼痛的，往往是外痔——痔已经突出到了外面；而出血的，往往是内痔；当然，也有从里面连到外面——叫混合痔。

什么时候最痛呢？就是脱出来的东西水肿以后嵌顿——回不去了、卡着了。

为什么肛门里面会有东西脱出来呢？

目前有两种学说：第一种叫"静脉曲张学说"。

大家见到过静脉曲张吗？腿上像蚯蚓一样，鼓起来一团一团的静脉，而静脉本来是隐藏于皮肤底下的、直直的，由于它曲张了以后，就弯弯曲曲的、一团一团的。肛门周围也有许多静脉丛，如果你平时排便习惯不好，每次上厕所喜欢拿份报纸或者拿本小说，一坐就是半个小时、一个小时。或者平时工作时经常站、经常坐。或者有便秘，每天用力地排便，往往就可能让静脉曲张，然后脱出，就变成了痔疮。

第二种学说叫"肛垫学说"，现在比较流行这个学说。肛门里面有一些肛垫组织，由于不良的生活习惯而掉下来。这其实和"静脉曲张学说"差不多，都是在告诉你，本来这些组织都是正常人体的一部分，由于不良的习惯，才变成了"坏东西"。

这就告诉我们：第一，得了痔疮并不是要把它全部割掉，它本来就是我们身体的组织，修一修让它不再出血、不再疼痛就达到了治疗的目的。第二，如果不改变不良的习惯，不治疗便秘，那以后还会复发。痔疮是不能根治的！

得了痔疮，该怎么办呢？

如果没有明显的症状，比如较大的出血或是剧烈疼痛，那就只要保持良好的卫生习惯，注意做一些保健动作就可以了。但如果已经有明显的突出了，或者有混合痔，或者血栓外痔，或者痔疮嵌顿，就必须手术。手术的方法包括切除局部突出物和局部注射硬化剂，使其萎缩，从而改善症状。

告诉大家：其实开刀时并不痛，什么时候痛呢？痛在开完刀的第二天排便的时候。只要一收缩肌肉，肛门就会疼痛，就会不由自主地不敢收缩肛门，不仅大便排不出，小便也排不出。解大、小便那疼痛的一瞬间挺过去后就好办了。经过了这次"痛苦"以后，相信痔疮病人也会改变自己不良的习惯。

得了痔疮后如何不再让它加重？

第一，要改变排便的不良习惯。不要在排便时看报纸、看书。

第二，如果有便秘，及时治疗。

第三，局部使用活血的方法，如热水坐浴，或者中药熏洗、按摩等。

最后，还有一个方法——提肛。这是非常好的训练方法，几乎在任何条件下都能做到。感觉肛门一点点提起来，直到觉得提到顶点，这叫上到"一楼"，再往上提起直到"二楼""三楼""四楼""五楼"，然后屏一会儿再放松。接着再重复以上动作。

每天提肛有利于加强肛门周围的肌肉组织，让痔核不容易脱落。提肛锻炼还有一个附加疗效，即可以锻炼盆底肌，可以预防女性子宫脱垂，增加男性性功能等。因此，提肛训练能预防痔疮、锻炼盆底肌，对我们益处颇多。

扫码听书>>

010 为什么女性更容易骨质疏松

相比男性来说，女性更容易骨质疏松，同时骨关节病的发生率也更高。原因就在于，女性流失钙质的概率比男性多。

女性一生当中会有三个钙质流失"高峰"：第一个在哺乳期，钙通过乳汁被孩子"吸"走了，由于丢失钙质而导致骨密度降低。第二个在绝经期，由于雌激素水平下降，钙留不住，就丢失了。第三个在老年期，这时候不论男性、女性都容易丢失钙质。

而女性一生中有三次这样的打击，罹患骨质疏松的机会就比男性要高。

虽然说骨质疏松是由于丢失钙质造成的，但仅仅补充钙质是不够的。

骨骼就好比一幢大楼，造大楼需要打地基，扎钢筋，灌混凝土，然后一层层往上盖。钙质就是混凝土里的小石头和黄沙，这是造房子的原料，仅仅有黄沙、石头造不了房子，首先要扎一个钢筋固定的框架，这个框架就叫"骨小梁"。

骨头里面有很多骨小梁搭成的框架，然后把钙质填充进这些框架里，就能让骨骼坚硬。如果骨小梁有问题，再怎么补钙，钙质也是会流失的。而骨小梁会受到人体内分泌、健康状况的影响，因为人体有成骨期和破骨期，人体内会时时建造骨小梁，使骨骼密度增高；与此同时也存在骨质破坏，把破旧、老化的骨头拆掉。对年轻人来说这两者之间存在一个正向的平衡，成骨比破骨多一点。而到了老年，破骨就比成骨更多，也就更容易骨质疏松。除了年龄以外，还有一个很重要的影响因素是雌激素，对绝经期妇女来说，由于雌激素水平下降，会导致破骨增多而成骨减少，更容易引起骨质疏松。

所以，骨质疏松光补钙是不行的，因为没有这些骨小梁，补充再多的钙质都会流失。

那该怎么办呢？

在雌激素降低、绝经之前，女性一定要让自己的骨密度保持在比较高的水平以备不时之需，必要时适量补充一些能增加成骨、抑制破骨的食物或者药物，让自己骨骼的框架更牢固。框架牢固了以后还不能急着补充钙质，还有两个步骤需要做。

首先，混凝土是由黄沙、小石头、水泥等组成的，水泥是让黄沙和

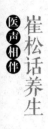

石头混合、粘在一起固定的物质，在人体内有种矿物质叫磷，它就起到了水泥的作用。简单来说，吃鱼头的时候把鱼头咬开，里面黏糊糊的东西就是磷。有了黄沙、石头，还需要水泥也就是磷才能把这些东西固定在骨骼的框架中不让它们流失。还有一个是钙质的吸收，补充了钙质能否被吸收最终填充到骨骼中也是很重要的。

因为钙质如果不能沉积到骨骼中，它就会与各种酸反应，形成结晶沉积下来，发生肾结石的可能也就更大。而影响钙沉积到骨骼上的是维生素 K。

影响钙吸收和利用的是维生素 D。在人体内维生素 D 可以通过黑色素来转化，多给小孩子晒太阳就是很好的促进钙质吸收和利用的方法。给小孩晒太阳一般是晒屁股，因为屁股面积大，皮肤里的黑色素通过太阳的照射以后转化成维生素 D，同时维生素 D 又是脂溶性的，屁股上的脂肪比较丰富，更容易吸收。而体内维生素 D 充足以后，钙质也就更容易吸收了。

在人体内还有一个活化维生素 D 的过程，需要把它活化成两个羟基的维生素，这就需要通过肾脏来实现。所以，年纪大了以后肾脏功能减退，没有办法活化维生素 D 时就需要补充活化的维生素 D_3。二者之间还有区别，一个羟基和两个羟基也是不同的，这是需要根据年龄来划分的。如果年龄大于 75 岁了，那就补充全部活化完的两个羟基的维生素 D；如果年龄在五六十岁，体内还是有活化功能的，只需要补充活化一个羟基的维生素 D 即可。

总的来说，要增加维生素 D，促进肠道钙质吸收；增加维生素 K，让钙更好地沉积，需要通过磷才能把钙固定在骨骼中，要增加成骨、抑制破骨才能保证骨小梁的完整，不要让钙质流失，这样才能让女性的骨质疏松发生得晚一点，这是医生能够做到的事情。

对于我们自己来说，做到以下两点也是有帮助的：

第一，多参加户外活动，保证维生素 D 的充足。

第二，就是多运动，宇航员从太空回来的时候都会有骨质疏松的表现，因为太空是失重的，没有地心引力的牵拉，人体飘起来就没有负重，而双脚有力才能平稳行走，它需要承担人体的重量，如果人体没有重量，那么用进废退，自然也就导致了钙质的流失，造成骨质疏松。所以，要想预防骨质疏松，从年轻的时候开始就积极在户外进行运动是最好的方式。

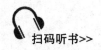
扫码听书>>

 脂肪肝知一二

对于脂肪肝，各种看法都有，有人觉得胖一点难免会得脂肪肝，没有什么不舒服就不去处理了；也有人认为脂肪肝会发展成肝硬化，必须得好好治。

其实，有一个概念要跟大家纠正一下，脂肪肝和脂肪性肝炎不是一回事儿。

脂肪肝就是脂肪在肝内沉积到一定程度。如果验血结果中肝功能指标正常就基本没有到脂肪性肝炎的程度。而脂肪性肝炎就和病毒性肝炎一样，肝细胞不停地被破坏，那得肝硬化的可能就更多。

单纯脂肪肝的病情较轻，而脂肪性肝炎就比较重了。所以，如果做

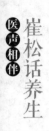
B超发现脂肪肝，那就要验个血查查肝功能，看看是不是已经发展到脂肪性肝炎的地步。

什么样的人更容易得脂肪肝呢？

肥胖的人群。

普通人脂肪肝的发病率在 20%～30%，而肥胖的人脂肪肝发病率高达 60%～90%；普通人脂肪肝发展成脂肪性肝炎的可能是 10%～20%，最终演变成肝硬化的可能是 2%～3%，而肥胖的人有 20%～25% 变成脂肪性肝病，最终有 2%～8% 的人会演变成肝硬化。

所以，"胖"肯定是这个疾病的一个重要发病因素。

那怎么来界定一个人胖或不胖呢？

要看 BMI 指数。BMI 指数就是体重（公斤）除以身高的平方，结果在 24 以内是正常，超过 24 是超重，如果数值大于 28，那就是肥胖了。

除了肥胖以外，糖尿病病人也很容易得脂肪肝。糖尿病病人得脂肪肝的概率在 28%～50%。虽然脂肪肝与血脂相关，但不能说由于高脂血症引起脂肪肝，它们两个往往"伴生"，也就说血脂高的人有 27%～90% 同时患有脂肪肝，但不是绝对的。需要特别提醒的是，不只是那些有富贵病（肥胖、糖尿病、血脂高）的人容易得脂肪肝，营养不良的人也会得脂肪肝。因为营养不良时蛋白质减少，人体就会储存大量的脂肪，堆积在肝脏。还有快速减肥的人，想通过饥饿来快速减重，反而也会得脂肪肝。所以说，"欲速则不达"。

脂肪肝只有两种分类。

以上提到的糖尿病、血脂高、肥胖、减肥所导致的脂肪肝统称"非酒精性脂肪肝"。

还有一大群病人的脂肪肝是喝酒造成。大家都知道喝酒伤肝，如果酒喝得太多容易导致肝细胞损伤、坏死。脂肪就像一个填充剂，一个肝细胞坏死了，一滴脂肪就填进去了，慢慢地肝细胞坏死得越来越多，填进去的脂肪也越来越多，这种人就叫酒精性脂肪肝。

什么情况下会导致酒精性脂肪肝呢？

以前的说法是"三个5"。

每天摄入纯酒精量50g，每周大于5天，时间超过5年，就会引起酒精性肝损伤。

现在还有一种说法是：连续每天的酒精摄入量大于40g，大于5年。其实5天50g和7天40g差得不多，一周就是250～280g，换算成50度的白酒就是一斤或者一斤多一点。如果1周内摄入这么多酒精，肝脏就很容易损坏，只要5年就有可能变成酒精性脂肪肝，而这种病人发生肝硬化的概率更大。如果你本来不喝酒就已经有了脂肪肝，那就更不能喝酒了，因为这两者可以互相加重。

脂肪肝如何诊断呢？

现在脂肪肝的诊断很泛滥，很多人体检查出脂肪肝，或者肝脂肪浸润。这些都是B超检查的结果。而B超敏感性较强，肝脏里的脂肪沉积大于30%时就能够看出来，大于50%时就能确诊。但问题是：有时候肝脏外面的包膜，或者肝脏旁的脂肪多一点导致肝脏看不清时也会被误认为脂肪肝。所以，如果B超的诊断是脂肪肝，不妨再做一个CT检查。CT的敏感性不如B超，但它的特异性更高，也就是确诊率更高。

脂肪和超声就像一对欢喜冤家，超声可以看清内脏的图像，但是脂肪可以反射超声波。如果肝脏里的脂肪增多，超声波打上去就会有特别强烈的反光，看上去特别亮，看不清肝内的结构。所以，有些报告上会

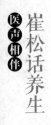

写：肝内血管显示不清，其实就是因为脂肪太多了看不清，这时可以做一个 CT 来确诊。

如果得了脂肪肝该怎么办？

首先就是要戒酒，必须戒！否则你的生命会因此缩短。

另外，现在很多人热衷于吃补药，如果已经有非酒精性脂肪肝，而还没有到脂肪性肝炎的程度，任何吃进去的药都需要经过肝脏解毒，都有可能加重肝脏的负担。所以还是建议从生活方式的改善入手——"管住嘴，迈开腿"，这样既对脂肪肝有好处，又不会加重肝脏的负担。

有这么一个新闻，武汉有一位妈妈，她的孩子需要肝移植，妈妈配型跟孩子配上了，但是医生因为妈妈太胖又有脂肪肝而拒绝了手术，妈妈的肝脏不能移植给孩子，除非妈妈把体重减下来才有希望。妈妈就每天步行10公里，坚持了一个月，体重马上就下来了，脂肪肝也好了，最后手术也顺利地进行。

其实不是办不到，而是你有没有决心和信心去办事。

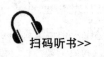扫码听书>>

012 抑郁症只是心理上的"感冒"吗

提到抑郁症，就会想起 4 月 1 日去世的香港著名歌星张国荣。其实因为抑郁症而离世的名人不在少数。据统计，我国抑郁症发病率为

3% ～ 5%，美国为 4%，瑞士为 6%；而在战乱频繁阿富汗地区是 22%。预计到 2030 年，抑郁症所引起的疾病负担将成为我国疾病负担的首位。

现在我国心脑血管病的发病率逐渐上升，居疾病负担的首位，而美国的心血管病发病率已经开始下降，而抑郁症正逐渐上升。也就是说，抑郁症的发病率往往随着社会的发展而提高。有文献报道，北京大学生当中的抑郁症发病率是 20%，还有统计说有"抑郁体验"的人可能有 13% ～ 20%。

所以这些年，我们经常做抑郁症的宣传，为了让大家不要有"病耻感"。病耻感，就是觉得自己得了抑郁症是非常耻辱的事情，所以很多人会讳疾忌医，不去医院治疗，以至于突然间出现自杀，大家才知道原来他是抑郁症。

有些人会说："不要担心，抑郁症只是一个心理感冒而已，你应该去医院看看。"这句话虽然动机是好的，但抑郁症绝不仅仅是一个心理感冒而已。

什么样的人才能被诊断为抑郁症？

有三个主要的核心症状：第一就是，情绪低落，老是开心不起来，觉得特别难过，就像在荒芜的草原上，没有生机的感觉。第二，兴趣丧失，以前特别喜欢的东西不喜欢了，没有任何的兴趣。最后一点是，精力下降，说本来能做的事情做不了了，逐渐退缩、逃避，不出门，因为他觉得什么事都做不了。

其他还有人类基本欲望的丧失，比如食欲下降，性欲丧失，没有基本的欲望；还有睡眠不良；再加上自我评价的降低，自责自罪；人变得麻木迟缓，或者有时候会突然间很亢奋。这些一共有 7 条，如果你满足其中 4 点，就符合抑郁症的症状了。

但要记住，症状符合的情况有很多，比如说至亲至爱的人突然去世，

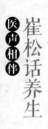

也会表现出情绪低落，什么都不想做，什么也不想吃，睡眠不好，但是不能诊断为抑郁症。

抑郁症的诊断标准有三条纬度。

第一个就是症状。

第二个是持续时间，这种样子持续 2 周以上，才有可能做抑郁症的诊断，如果几天就好了，走出来了，那就不是。中国有一种传统，就是亲人过世以后要"做七"，做一些纪念活动，这些仪式就是"为了忘却的纪念"——我要跟你道别，生离死别，但是我割舍不了你，就通过仪式逐渐跟你道别，这也是人逐渐走出自己低沉情绪的一个步骤。

第三条纬度，就是社会功能受损的程度。如果情绪是低落的，时间也超过 2 周，但是工作激情、工作能力没有下降或者只是轻度受损，那就不是抑郁症，可能就只是一种抑郁的状态。

每个人都有可能有过抑郁的体验，谁都经历过很多不舒服的事情，一些不愿意见到的场景，这只是一种抑郁情绪、抑郁体验。你的能力没有下降，但是这种体验的时间超长了，这就叫抑郁状态，也还没到抑郁症。

作为一名医生，我从 2005 年开始接触心理学这个行业，如果碰到比较重的抑郁症，也是需要转介给精神科的医生，因为他会碰到很多问题，包括自杀的预防、双向（狂躁与抑郁并存）及复发，都是非常专业的问题。

所以，我们应该关注自己的情绪，也不要太害怕这个疾病，因为往往大多数人就是一种情绪的体验。我教你个办法，可以去网上下载一个最简单的量表叫 SDS（抑郁自测量表），这个量表是不能诊断抑郁症的，但是可以通过量表来了解自身现在有没有抑郁的体验，是不是情绪低落、兴趣丧失，是不是应该去看看医生，给自己提个醒。如果你的分值很高，建议马上去看医生，早点走出来，不要发展到抑郁症的地步。

扫码听书>>

013 你的身体会说话1
——心理疾病引起的身体功能障碍

心理的疾病会转化为你身体的各种不舒服，甚至于造成身体的疾病。如果你能同意我的观点，那就可以继续看下去，如果你觉得"这太异想天开了，想也能想出毛病来吗"？那就可以不用看了。

其实，这个心理问题不是想出来的，它是有生物学基础的。我想每个人都有以下的经历：比如考试之前要进考场了，突然肚子痛，想上厕所；或者要上演讲台了，要上舞台了，就想去小便。人一紧张，就可能会想去上厕所，这是一种心理压力变成了躯体的症状。那么，作为医生，我们会看到更加多的场景，比如有些病人为了某一个身体的症状，想查出病因，去了各大医院，遍访各地的名医，当他到我这来的时候，他的化验单往往已经有两到三公分厚，全部看完要花很多的时间，但是所有的化验、检查、影像学资料，不管是CT还是核磁共振，都是阴性的结果。也就是说查不出器质性的问题，但是为什么会让他这么长时间反复

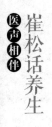

就医检查？因为他不能接受你告诉他这可能是功能性的疾病，没有器质性问题。

当然，这种功能性的问题也是一种疾病，专业地说就是心理疾病的"躯体化"，或者说是用身体障碍的症状来表现出心理疾病或者压力，叫"躯体形式障碍"。但是非常可惜的是，很多人都有很强的"病耻感"，也就是说如果这个问题不是躯体的问题，而是精神状态出了问题，他们会受不了，会觉得"你在骂我精神病吗？我不能承认这个问题，我不能承认这个称呼"。所以，他们会觉得你的解释无法接受，继续辗转于各大医院、各科室之间，以至于越来越延误病情。

所以说，他们有没有病？有疾病。有没有痛苦？有很强的痛苦，甚至比器质性疾病的痛苦更多，更严重。

但是，作为中国人，我们在表达情感方面往往是有障碍的，不能很好地去表达。比方说对妈妈说声我爱你，也是非常难开口。所以，很多东西都压抑在心里，也就是所谓的"述情障碍"，而这个"述情障碍"就让我们的很多心理问题潜伏着。时间久了，情绪仍然存在，此时身体就开始"说话"，代替情绪作为一种宣泄，表现出各种各样的症状，而这些症状往往又不被人们所接受、理解，或者说医学查不出原因，导致病人非常痛苦。所以，一个关键点就是"医学无法解释的症状"。

如果你看到了这些情况，或者说自己有这样的问题，要考虑是不是心理的问题引起的躯体形式的障碍。

最常见的症状就是胸闷。而胸闷有哪些表现呢？

第一种就是在似乎密闭的环境下，不能待得时间长，时间一长就会胸闷，需要透气。比如说我碰到一个白领，他在一个会议室如果开会超过20分钟，就得想办法出去，他说："我要开个窗，透个气，要不然闷死了！"或者借上厕所的机会，要出去透透气。他觉得这个房间里氧气不够，但不是所有人都这样，就他一个人有这样的感觉，所以他觉得很痛苦。但氧气真的不够吗？我们不是生活在空气稀薄的地方，氧气是足够用的，而且我们的房间不可能是不透气的。但是他觉得不够，一定要透气，这样就会影响到工作、学习和生活。还有晚上睡觉的时候，不管再冷的天还非得把窗留条缝，他觉得不留一条缝，氧气就不够了，他就会胸闷，半夜里会闷醒。但是有常识的人都知道，肯定不是这么回事。

后来经过我们耐心的解释，他终于接受是由于工作压力大，从而导致了一些焦虑的情况。在经过药物和心理疏导以后，他焦虑的情况有所缓解，这种胸闷就消失了。

还有一种的情况，比胸闷更加严重一点，就是胸痛。

我们经常会碰到，不论是年轻的女性，还是中老年妇女，都会觉得自己胸痛。而我们知道，胸痛会指向心肌梗死这个疾病，但是这个胸痛跟心肌梗死的胸痛不同，往往做了很多次心电图，或者无创的冠脉CTA，甚至是冠状动脉造影这种需要上手术台的检查都做过了，却什么都查不出来，但就是痛。而且胸痛跟运动无关，觉得越是夜深人静的时候，越是痛得厉害，有时候碰着就痛。

当听到这句话，不妨按一下胸壁，一按就发现病人马上缩一下，原来他的胸壁有压痛。胸壁压痛往往发生在胸骨左缘，就是胸部当中的骨头的左边，有很多肋骨和当中的胸骨相连，从上面数下来第二个连接点和第三个连接点，乃至第四个连接点，这些地方特别痛。这种疾病分散到各科，还有各种不同的名称，在内科叫"Tietze综合征"，也就是一种无菌性的软骨炎症；在骨伤科叫"肋软骨炎"，在风湿科叫"纤维肌痛综合征"。到了精神科，就是心理疾病引起的"躯体形式障碍"。

那为什么这么多人都没有查出来呢？因为大家想到胸痛，都会想着做心电图，做各种的检查，没有想过去按一下。如果按一下就叫痛，其实就是局部的发炎。有些人就会问：

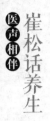

"我也没碰撞过，没有做运动，又没有健身，为什么会痛呢？"

因为你心里的负能量太大了，集中在这里体现，左边胸痛，我们更容易引起恐惧。因为左边胸痛最可能联想到的就是心肌梗死，而这就代表着死亡，谁都怕死。当然这是比较简单的解释。

常常我们会碰到很多这样的问题，往往会提示：最近是不是心里不舒服？最近是不是没有睡好？最近是不是有些焦虑或者情绪的不良？

我们从身体"说话"的角度来探究人内心的奥秘，给我们一个信号，让我们能够重视这些人的情绪，这个时候再去跟他谈情绪的时候，他就会告诉你：确实情绪非常的焦虑，这样这些焦虑、抑郁的情况就被你挖掘出来了。

扫码听书>>

014 你的身体会说话2
——从心理上舒缓身体的不适

在上一篇中，我们说到了胸闷、胸痛。当然，作为一个医生，我们总是先排除器质性疾病，然后才会考虑是不是功能性的，是不是心理因素造成的躯体症状。除了胸部的症状以外，最多见的就是慢性疼痛。

慢性疼痛，往往是心理疾病的一个躯体表现，表现在各个方面，头痛是最多见的一种。

以前我讲过紧张性头痛，"紧张"可以有两种解释，一是肌肉紧张，二是精神紧张。这种头痛的方式就像头上戴着个帽子，或者是戴了一个紧箍咒，往往觉得昏昏沉沉，当你俯下身子想去系鞋带，就觉得头重得像要砸到地上。还有就是颈项板滞，往往很多人会认为是颈椎病引起的，当然和颈椎的颈部肌肉紧张也有关系，这也是一种紧张性头痛。

而紧张性头痛往往和情绪变化有关，很开心的时候可能没有，一旦情绪低落就会发现头痛来了。而往往比较隐匿的不是紧张性头痛，而是一些"偏头痛"。这个"偏头痛"不是神经科的那种特发性的偏头痛。每次发作头半边疼，这个疼说也说不清楚，各种各样描述的方式都有，但就是久治不愈，非常顽固。然后做各种检查，影像学的 CT 和核磁共振都没有问题，但如果深深地挖掘下去，就会发现可能有情绪问题时，加用一些抗焦虑或者抗抑郁的药就能很快缓解。

除了头痛以外，我们身上其他很多部位也容易痛，之前讲的胸痛是一种；还有两侧肩膀之间的肩颈部位容易痛；两侧肩胛骨和脊柱当中的夹缝部位，以及腰背、脊柱的棘突也容易痛。这些地方的疼痛一般都会去骨科、针灸科或者推拿科就诊，治疗有用吗？有时有用，但经常会无法缓解，或者缓解的时间往往很短，查了半天，好像有点椎间盘突出，好像有点颈椎病，但是感受的严重程度和做的影像检查之间不能同步，也就是说无法用器质性的问题去解释这个现象，而疼痛会让人非常的痛苦。

除了上面这种情况，还会在什么科碰到其他什么情况呢？我们从头到脚慢慢说。

第一个是五官科，鼻子非常难受。

曾经非常流行的一个症状叫"空鼻综合征"就是开刀后鼻甲少了，里面空了而感到难受，也许它是一个五官科的名称，但是在我心目当中，所谓的"空鼻综合征"，往往也是一种心理疾病的外在表现。

还有一种自古以来就有记载的疾病叫"梅核气"。古书有云："咽中如有炙脔"，也就是喉咙里好像有一块肉，"吐之不出，咽之不下"，老觉得自己咽喉部有异物感，怎么咳嗽、怎么呕都弄不出来，太难受了。就像喉咙里面有一个梅子的核，也不是真实存在的东西，而是一股气，叫"梅核气"。从西医学角度来讲也就是"癔症球"，古书上记载"梅核气"往往也是和我们的精神有关，情绪不良时会发作。

再往下就是肚子。有些人一紧张就会拉肚子，有些人一紧张会便秘，这就是消化科的一个毛病叫 IBS（肠易激综合征），这里面也有心理因素。

接下来是泌尿道，表现是尿频、尿急、尿痛。我们经常在考试之前突然间想去上厕所，或者上演讲台之前上厕所，这就是我们真正的现实焦虑，这些紧张、压力会让人想去厕所。有些人的压力大，大到无时无刻不在紧张，所以他就会出现尿频、尿急、尿痛，去看泌尿科，查一下小便，发现根本没有白细胞增多，没有尿路感染。然后再做各种检查，也没有尿路畸形、息肉，没有任何异常。这就是焦虑症的一种外在的表现，非常的急迫，而且这种尿急是忍不住的，随时可能尿出来，这样生活会非常的痛苦，但是也查不出来问题。

医生在这个时候千万不要去否认病人，说这不是病。它是一种病，不是器质性的，而是功能性的。

怎么去判断出现的症状不是器质性的，而是功能性的呢？

除了做各种检查来排除器质性疾病以外，有一个关键点是：如果同时出现三个或以上系统的症状，基本上就是躯体形式障碍。比如说头痛属于神经系统，胸痛是心血管系统，尿频是泌尿系统，一个人会同时心血管、神经再加泌尿道全出问题吗？一般不会。如果还有胃肠道症状，那就是四个系统，同时出现的系统症状越多，越代表这不是一个简单、单一的器质性问题，而可能是调节各个系统的神经出问题了。为什么神经会出问题？因为精神出问题了。

所以，作为中国人，我们要勇敢地、在可控的范围内表达自己的情绪，不要太压抑着自己，不要有述情障碍。一旦有情绪问题，及时就医，而不是把它"压"下去，以至于最后让你的身体不得不为你"说话"。

扫码听书>>

015 你的身体会说话 3
——勇敢表达自己的情绪

前两篇我们说的是身体各个系统会出现的各种症状，包括头痛、胸闷、癔症球（梅核气）、IBS、尿道综合征、慢性疼痛等，还有一个很重要的症状，那就是植物神经功能紊乱。

什么叫"植物神经"？就是说它不被我们的意识所控制，不是我们能够改变的。植物神经需要稳定，因为它管着我们的心跳和呼吸，如果

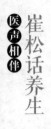

这个系统完全受意识所控制，想让心跳慢就慢，想让呼吸停就停，那人不就太容易死了吗？所以，它有一个很稳定的系统。

植物神经系统的功能紊乱，会让人体的作息、基本感觉和基本规律出现问题。植物神经分为两部分，一根管兴奋的神经，叫交感神经；另一根管抑制的神经，叫副交感神经。

这两者如何去分辨呢？

交感神经兴奋就是"清晨跑步的感觉"——肌肉收缩，心跳加快，微微出汗，嘴巴发干，有点口渴；然后人有劲儿，精神焕发，有兴奋感，这就是交感神经兴奋。早上太阳出来，"天人相应"，人体的系统开始激活，眼睛睁开以后交感神经就开始工作，这个时候我们的精神就开始好起来，心跳开始加快，血压慢慢升高，整个人兴奋起来，会口渴要喝水，代谢增强就会出汗，说明我们可以工作了。

而副交感神经是一个管抑制的神经，也是管消化系统的神经，所以我们经常说副交感神经兴奋就是"吃完午饭以后想打盹儿的感觉"，吃饭时唾液分泌增加，出汗减少，胃肠道蠕动增加，心跳变慢。吃完饭以后，我们会比较困，不兴奋了，想睡觉了，血压也会降低。这种抑制的感觉就是副交感神经起作用，又叫迷走神经兴奋。这两条神经控制我们人体每天的活动，日出的时候交感神经起作用造成兴奋，晚上睡觉时，副交感起作用，就抑制了。

但是由于各种各样的心理问题，焦虑或者抑郁，就会让神经系统紊乱。那么早上该醒过来的时候我怎么也醒不过来，特别累，就是起不来，硬拖起来到单位里，非得喝杯咖啡再坐下来。但是到了下午就开始感觉兴奋了，到晚上该抑制的时候，反而睡不着了。出现出汗异常——不该出汗的时候一身汗，感觉身体有时候上面热，下面冷，左边热，右边冷；

或者一阵热、一阵冷。吃完饭时、睡觉时应该是心跳变慢的，但是植物神经系统紊乱的病人就会说："不是，我一吃饭心跳就快"。"我半夜里心跳快，容易惊醒，心慌气短"。"晚上睡觉的时候就是觉得自己心很慌"。

以上各种症状都反了——应该慢的时候快了，应该快的时候慢了；应该兴奋的时候抑制了，应该抑制的时候兴奋了。还有的表现是，该吃饭的时候吃不下，不该吃饭的时候又饿得慌。

在地球上日出而作，日落而息，这是跟着太阳的节奏、月亮的潮汐形成的人体基本规律调节系统，一旦出现问题，人体会非常难受。这种症状叫"植物神经功能紊乱"，这也是我们身体"说话"的一部分。

还有一个关键点就是"晨重暮轻"。这种症状往往早上比较重，晚上比较轻，也就是胸闷头痛，早上发得更加勤快。为什么呢？因为按照道理早上人一醒过来"兴奋"就好了，但是往往兴奋不起来，反而晚上很兴奋。

除了"晨重暮轻"以外，还有一点：这种症状往往和运动没有关系，也就是"休息时候加重，运动的时候反而减轻"。正常情况下，如果平时受伤了再去运动、增加负荷的话，病情会加重。但是神经紊乱的人在运动时，会忘记不适。假如今天特别忙，要处理很多事情的时候，往往会忘记不适，但是在夜深人静、睡不着时就会有各种各样的症状——跟一般人反着来。所以，"休息时候加重"也是关键点。

说了这么多症状，总得要了解一下是什么原因。说实话，各种各样的原因，目前还都是假说，也就是说虽然我们已经探索了很多年，但确实对心理、精神世界，还是有很多未知的地方。目前能够知道的是：人体当中有一些神经递质，叫"血清素"，比如五羟色胺、去甲肾上腺素等。在有身体症状或者有情绪改变，存在焦虑、抑郁的人身上，这些"血清素"的含量很低。现在很多药都是想办法提高人体的血清素水平，

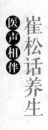

让人体感到舒适，让情绪不再低落或者不再焦虑，这都是目前医学正在努力的方向。

所以，心理疾病会转化成躯体的不适或者疾病，它们之间的关系并不是异想天开的说法，其实有当中的神经递质在做桥梁，是有生物学依据的。

扫码听书>>

016 起死回生说晕厥

晕厥就是突然地晕过去或者昏过去，几分钟以后可以自行醒来。这种情况平时也很多见，比如有些比较瘦的女孩，会在洗澡过程中晕过去；有些人突然站起来，动作太猛，一下子眼睛一黑摔到地上，但很快就醒了；还有些人晕血，或者看到某样东西吓得昏过去；或者像影视剧里气得昏过去……各种各样的晕厥。

下面就聊聊晕厥到底有多少种原因，哪些是要紧的，哪些是不那么要紧的。

说到晕厥的"厥"字，还有这样一个故事。古代有个名医叫扁鹊，他治疗过一种叫"尸厥"的病。

有一天扁鹊路过一个国家叫虢国，这个国家正在办丧事。扁鹊就问：这是在办谁的丧事啊？旁边的人就回答：是太子的丧事，太子突然死了。

扁鹊又问：死了多久了？答：半天还不到。扁鹊又一路打听，问宫廷的人说：你能告诉我太子是怎么死的吗？那人就告诉他怎么回事。扁鹊说：是这样啊！我告诉你，我可以让他起死回生！旁边的人都说：吹牛吧！怎么可能起死回生呢？扁鹊说：不信的话给我治一下！结果虢国的国王就在扁鹊面前哭着说：你如果能够救了我的孩子，那真是非常非常感谢你啊！扁鹊说：让我试一下吧！然后他就去检查太子的身体，发现他的腹股沟还是有温度的，鼻翼也好像有轻微的扇动。扁鹊就让他的学生用针刺和艾灸的方式进行治疗，最后太子没多久就"活"过来了。大家都感觉太神了，这是起死回生啊！扁鹊就说：其实不是我起死回生，而是太子本来就没有死，他只是像尸体一样厥过去了，所以是"尸厥"病。

我们现在说的晕厥也是突然不省人事，但是在一定的时间内自己就清醒过来了。扁鹊这个故事说明了晕厥这个病从古到今都有，只是我们不认识它。随着医学的发展，我们现在对晕厥的原因有了越来越多的了解。

最多见是"血管迷走性晕厥"。

其首先有一个条件就是发作时一般是站立位，而且是久站。站得久了以后，我们的血液就到腿上去了，那心脏的感受器会觉得：不对呀！我怎么感觉到身体的血少了呢？于是就向"司令部"请示，是不是需要多泵点儿血，心率增快一点，血压增高一点，让全身供血足一点呢？指令传到了大脑，大脑认为：胡说！他只是站着，没有缺血、失血的情况，为什么要增加呢？驳回！并且还发了一个与之相反的指令：血压不要增高，而是降低点儿；心率不要增快，给我减慢点儿！结果这个命令过分地表达，用医学术语说就是反射太过头，一下子变成了降血压、减心率。这样整个心脏的搏出量降低，血压降低，脑供血不足，血液不足以支持脑的功能时，脑就"当机"了。

大脑的功能丧失，我们就无法保持站立的位置，一下子就摔倒了！

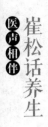

摔倒以后，人脸色煞白，脉微欲绝，脉搏很细，人开始发冷。过了一会儿，由于人摔倒后，心脏和脑处于一个平面，不再需要更高的血压去给脑供血，心脏的血液可以直接流到脑里，脑供血足了，脑"重启"，又开始恢复它的功能。大脑发现：哦！原来我昏过去了，就把血压升上来、心率升上来，人慢慢地就开始热起来，脸红起来了，然后一身大汗，醒过来了。这就是血管迷走性晕厥。

血管迷走性晕厥非常常见，就像刚开始说的：瘦弱的女性洗澡时、一些人坐公交车久站时突然晕倒都是这么回事儿。因为这些人比较瘦弱，他们的血压一般偏低，上压（收缩压）90mmHg 左右，下压（舒张压）60mmHg 左右，碰到这种神经反射的时候更加容易由于血压过低而晕倒。

血管迷走性晕厥，又称为良性晕厥，也就是说没有什么大的后遗症。血管迷走性晕厥有三种情况：第一种是仅仅血压一下子低下来，导致昏倒；第二种是仅仅心跳一下子慢下来，昏倒了；第三种是两者都有。但是这仅仅是一个神经反射的问题，心脏并没有真正地停掉，脑也并没有真正地失去血供，所以只要让他躺平几分钟就能苏醒过来。

血管迷走性晕厥往往有先兆，这个先兆跟迷走神经有关，和进食有关。人往往会恶心、胃不舒服，或者是肚子疼、想要排便的感觉，可能还没有排便人就已经昏过去了。既然这种晕厥是血压低、心跳慢、支撑不住体位，躺平了就会好，那就千万不要强拉着坐起来。

而网上或者朋友圈里经常有些谣言说：有人摔倒了，或者发心脏病了，千万不能让他躺下，一定要把他扶坐起来！我作为心脏科大夫这么多年，除了一种情况——心力衰竭时，病人是躺不下去的，其他情况下躺平也没什么问题。遇到像这种情况，只要躺平，不用其他任何处理，他就会醒过来。当然，叫叫他、拍拍他、掐掐人中也没坏处。所以，晕厥最主要的原因就是各种各样的因素使大脑供血突然间的不足，以至于没有办法维持体位而摔倒。

那么除了这种情况，还有其他原因引起的脑供血不足，甚至是很严重的不足。

最严重的一种情况就是"心源性晕厥"。

就是心脏出问题了，不泵血了，血液没法供应大脑，就晕倒了。心源性晕厥和血管迷走性晕厥不同，后者是良性的反射，而心源性晕厥是真正的疾病。比如心脏停止跳动，或者心脏搏动太慢，或者心脏功能太弱都会引发这个情况。那么这种情况下晕倒以后，就要看心跳还能不能恢复过来。如果能恢复，那就能够醒过来；如果恢复不过来了，就叫 Sudden Death——猝死。

心源性晕厥的人晕倒后往往全身的肌肉会抽搐，并且伴有大小便失禁。所以，当我听到一个人晕厥后来醒过来，我就要问两点——有没有抽搐？有没有大小便失禁？如果大小便失禁了，可能是一种非常严重的心源性晕厥。

还有一种晕厥，叫情景性晕厥。

比如晕血，突然看到一个特别刺激的东西，突然间产生一个反射，血压低、心跳慢，就晕过去了。有些人咳嗽得厉害时会晕厥。还有些人排小便时会晕厥，由于小便排空后膀胱一下子空了，腹内压突然减小，就会把全身的血液引到腹部，形成脑供血不足，人就晕厥了。还有些人解大便后突然就昏过去了，这些都是情景性晕厥。和血管迷走性晕厥一样，躺平一会儿就会醒过来了。

脑本身供血不足人也会昏过去（但严格来说不属于晕厥范畴），有一种疾病叫 TIA——短暂性脑缺血发作，就是因为脑血管一下子堵住了引

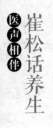

起的缺血。这就不牵涉血压低、心跳慢这类反射问题了，它往往可能血压会偏高，因为动脉粥样硬化引起了短暂性脑缺血发作。

还有一种"昏过去"，是慢慢、慢慢地意识丧失，伴有饥饿的感觉，浑身冒冷汗。这是低血糖引起的神志不清，不是站立时突然晕倒，而是一点点"软"下去，人的意识逐渐朦胧，因为血糖一点点地消耗。所以，当你看到一个出冷汗、慢慢"软"倒的人，可能给他一杯糖水就会好。

说了这么多，就是想告诉大家，晕厥的发生有各种各样的可能。如果平时碰到晕厥的情况，第一，不要把他强拉着坐起来，只要别让他摔伤、不要处于危险的环境或者碰到腐蚀性的物品就可以了，躺着没事！第二，如果你想去掐人中，或者拍醒他也可以，但如果看到他浑身冷汗，给他喂点糖水也是不错的方法。

·问药篇·

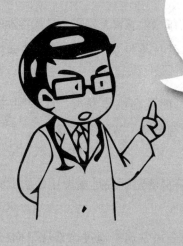

那些我们自认为应当如此的医学常识，真的是对的吗？眼花缭乱的日常药物、保健品，我们真的用得正确吗？那些高消费的保健品，用好了，用对了，效果才会更好。

扫码听书>>

017 感冒要用抗生素吗

感冒大家都得过，那你知道得的是病毒性感冒还是细菌性感冒？

有人说："这感冒不就是怕冷、发烧、喉咙痛、鼻塞、流涕？我怎么搞得清楚是病毒性的还是细菌性的？"

其实跟你开个玩笑，压根儿就没有细菌性感冒，感冒全是病毒性的！

有的人会问："不对啊！那医生说我是发炎了，还用抗菌素！那是什么？"

其实这个时候可能不是感冒，可能是扁桃体发炎，或者咽喉发炎。此时同样表现出嗓子疼，但是可能没有鼻塞、流涕等症状。

"医生，你搞得清楚，我们怎么搞得清楚到底是发炎还是病毒呢"？

有一个非常好的诀窍。

就是抽大约两毫升血液——验一个血常规。通过血常规里面白细胞，就可以鉴别是病毒性感冒还是一般的上呼吸道感染。如果白细胞值高达1万（10×10^9/L）、2万（20×10^9/L），扁桃体上好多小脓点，尤其是孩子，那可能就是扁桃体炎，或者就是上呼吸道感染。如果白细胞值不高、反而低时，那就可能是病毒了。

为什么要分清楚二者？最大的原因在于用药！是否要使用抗生素——

又叫抗菌素。因为全世界都存在这样一个问题——抗生素耐药。滥用抗生素的情况太多，所以不需要用的时候不用抗生素。起不到作用的同时，还可能增加细菌的耐药性，那是得不偿失的！

有人问：细菌引起的上呼吸道感染可以服抗生素，那感冒是病毒引起的，咱就抗病毒吧！

其实这种病毒我们基本不"抗"。

因为它们都有一个特点：复制高峰在 24 小时，也就是说：如果在 24 小时内没有抑制它、不让它大量繁殖的话，过了 24 小时，它的复制就以几何级数递增。

我有一个经验，以前要做节目，那就不能感冒。我就在刚开始有症状的时候，赶紧用我的小秘方——柴胡冲剂，再吃点发汗的药，马上抑制了病毒，就好了。如果超过 24 小时，那就等 7 天。

为什么是 7 天呢？因为感冒病毒过 7 天也就自然而然死亡了。所以，如果不是很严重的症状，就有一点流鼻涕、打喷嚏、发烧、怕冷，熬 7 天，等病毒全部死亡就好了。

所以，根本不需要抗病毒！

那感冒药是什么作用呢？

其实就是纯粹的对症处理。如果发烧，药里有退烧的成分；如果有鼻塞，药里有收缩鼻黏膜血管的成分，可以让你的鼻涕减少；如果有打喷嚏、有类似过敏的症状，药里有抗过敏的成分。

感冒药的作用就是让你这 7 天过得舒坦点，等病毒自然死亡以后就没事了。

感冒其实是"外邪入侵"，就会激起我们人体的免疫反应，这个"外邪"并不是很强大的敌人。所以，免疫反应就像一场军事演习。感冒了，

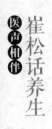

就展开一场小规模的演习，调动一下免疫系统，让它能够保持一个时刻警惕的状态，也是件好事。

治疗感冒，还有很多中成药，怎么来区别使用呢？

中医看感冒有一个好办法：就是看嗓子疼不疼。

如果嗓子疼，那就是属于风热型感冒，俗称"热感冒"，可以清热解毒，可以用双黄连、银翘片等。如果嗓子不疼，而是有怕冷、关节酸痛，这叫风寒型感冒，俗称"冷感冒"，那让他出汗、发散就行了。咱民间有生姜、葱白煮水，趁热喝下去，发身汗就好了——这叫"驱邪外出"。

如果你在冷感冒的时候还用银翘片，那就是在很冷的情况下再加一勺冰；反过来如果在热感冒的时候还用温的药，那就是火上浇油。

感冒——作为一个不太严重的"外邪入侵"，我认为如果不是在年老体弱、全身状况较差的情况下，不妨一年感冒一两次，扛一下，也当是锻炼身体了。

扫码听书>>

018 感冒药盒上的关键字

谁都感冒过，拿起感冒药一看，上面有一些字，有时是"氨酚咖敏"，有时是"美扑"，或者"伪麻"。到底是怎么回事儿呢？

感冒药其实都是复方，主要解决各种感冒的症状。我们一般不"抗"感冒病毒，因为过几天以后，病毒就失去活性，然后自然就被人体消灭。当然现在市面上也有把抗病毒成分加入感冒药的，而那些抗病毒药又非常老，说白了没有什么明确的抗病毒效用，所以如果碰到这种情况，就别买那种药了。

我的建议是，不要买抗病毒和改善症状合在一起的药。药物越多越杂，可能相互作用又多，又起不到作用。

下面就聊聊那些专门改善症状的药。

第一个字就是"麻"。

"麻"代表麻黄素，有时前面还有个字"伪"。伪麻黄碱，它是一种可以收缩血管的药物。有时这个药还和另外一种抗生素"呋喃西林"配合起来变成滴鼻液，叫"呋麻滴鼻液"，直接滴在鼻子里，既有抗菌的效果，又可以收缩鼻黏膜毛细血管，使毛细血管的通透性降低，分泌物减少，鼻涕减少，就可以解决鼻塞这个症状，人就舒服一点。

如果你的血压（收缩压）已经达到 180mmHg 了呢？麻黄碱可以升高血压，那你在用了这个药以后，血压可能就会再往上升，那个时候可能就离脑出血不远了。但如果你没有高血压病；或者说你虽然有高血压，但最近控制得不错，那这么一点药也不至于给你带来很大的副作用，但要注意有这个"麻"字的感冒药少用。

第二个字，有些药盒上写的"扑"，有些药盒上写的"敏"。

其实就是一个老药，叫"扑尔敏"，它的学名叫"氯苯那敏"，是抗过敏的。它可以让你的过敏症状，比如打喷嚏、流鼻涕等减少；可以拮抗人体的组织胺，让人体的分泌物减少，那你的症状也会减轻。但问题是，扑尔敏这个药可以进入血脑屏障。换句话说，就是这个药可以跑到

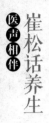

你的脑子里去，产生嗜睡的症状。如果你是开车去上班的，早上起来感冒了，本来就已经有点昏昏沉沉，然后一吃感冒药，一边开车一边晕晕乎乎、打瞌睡，非常不安全。所以，在药盒上会有一句：如果你要驾驶，这个药就不要吃。

记住！抗过敏药，但凡从事危险工作，如高空作业、户外作业、驾驶等，都要当心，不能吃这种药。而有些药做得比较好，含有氯苯那敏的药变成夜片，晚上吃。白天改善症状，又不会引起嗜睡。

第三个字，叫"酚"。

就是对乙酰氨基酚，通用名叫"扑热息痛"。它就是个解热镇痛药，退烧的。这个"酚"比以前我们常用的阿司匹林好在哪儿呢？它对胃的刺激相当小，胃溃疡也能吃。

但问题是这个药经过肝脏代谢，大概每天超过 4g，可能就会对肝脏造成很大的毒害。那一般一粒这样的感冒药含多少呢？含有 500mg！所以不建议每天吃得太多。

有些人说："你看我身形高大，烧退不了，我一次吃两粒！"

两粒一吃就是 1g，一天吃三顿的话就是 3g，危险就大。同时注意，这个时候千万不能加入另外一样东西——酒精！千万不能饮酒！一饮酒，肝脏毒性马上成倍增加，有时就直接出现肝衰竭。

第四个字叫"美"。

不是让你变得更美丽，这个字代表了一种药，叫"右美沙芬"。它是一种止咳药。而有些人感冒了以后经常有干咳、咳嗽，用点止咳药，可以缓解症状。但是这是一个中枢镇咳药，让中枢不要有这种咳嗽的反射，对于干咳的效果特别好。

但对痰多的病人呢？痰多的病人就要通过咳嗽把它咳出来！把咳嗽

抑制了，痰就存在肺里面。所以，对于痰很多的病人，我们建议不要吃中枢镇咳药，可以吃化痰药。

刚才我们讲了"麻""扑"或者"敏""酚""美"4个字。我们还有很多中成药，你会看到"清热、解毒"的字样，其实它是针对风热型感冒的。

中医把感冒分为风热型和风寒型。其实就是热感冒和冷感冒。风热型感冒，它最主要的症状是嗓子疼、发烧。另外一种是全身关节酸痛、怕冷、发烧。它们是不一样的。

如果是嗓子疼、发烧了，清热解毒的药吃着正好。如果说你是风寒型感冒，本来已经是怕冷、关节酸痛、发烧，还给他吃清热解毒药，就像是已经冷得不得了，然后来个冰桶实验的那种感觉，所以这个要分清楚。

最后我要讲讲，感冒药，不要混用。

不要今天吃了这个药，再去加另外一种感冒药，如白加黑加上百服宁等，这就是把剂量加倍。还有一些人"中西合璧"——吃了西药再吃中药。是没错！但是一定要看看这个中药是不是复方制剂？比如说有一种药叫 Vc 银翘片，它就是复方制剂，西药的抗感冒药成分它都有。这样的话，你以为是吃了中药，其实是吃了个复方制剂，再加上你原来吃的药，药量就加大，毒性就可能加大。

感冒，只要不是太厉害的感冒，一般来说就熬三四天，马上就会好了，不一定非要吃药。如果要吃的话，要记住以上的这几个关键字。

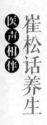

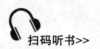
扫码听书>>

⓪19 漫谈性激素

一般人认为，女性体内肯定是雌激素，而男性是雄性激素。

其实也不全是这样，女性也可以有雄性激素，男性也可以有雌激素。雄激素在人体内也能转化为雌激素，只不过比例完全不同，而两种性激素赋予男性和女性不同的身体条件。男性肌肉更粗壮有力、性格冲动；女性肌肉没有那么强健，但皮肤细腻，身材姣好，可以怀孕生子做母亲。

人的一生都在跟性激素打交道，一生当中性激素高低起伏可以带来种种变化。

女性月经初潮的时候雌激素增多，子宫逐渐发育成熟，子宫内膜增厚然后脱落，开始来月经，为怀孕做准备。雌激素分泌越来越多的时候，乳腺开始发育，第二性征开始发展，变成成熟的女性。等到怀孕的时候，激素分泌越来越高，就让人充满了怀孕、做妈妈的欣快感。但是一旦生产以后，激素水平一下子从高处回到正常，人就会产生落差。这个落差会让人非常不舒服，很容易出现产后抑郁症。女性还有另一次激素水平"跳水"，就是在绝经期，从正常一下子到接近于零，人体又开始出现许多情绪问题，比方说抑郁、焦虑、烦躁不安，这就是所谓的更年期综合征。所以，雌性激素对于女性来说非常的重要。

以前美国就有人认为女性衰老以后雌激素水平低下导致皮肤变差、性格改变、骨质疏松，于是就开始补充雌激素，一开始效果不错，结果发现癌症的发生率迅速上升，比如乳腺癌、子宫癌、卵巢癌。而且雌激素还会和其他问题相关，有些女性会得风湿免疫类疾病，如类风湿关节炎、红斑狼疮、皮肌炎等。这些疾病都是与雌激素相关的，雌激素水平高的女性容易罹患此类疾病，而且在怀孕的时候最容易发生。口服避孕药里面也含有雌激素，服用过多可能会发生下肢血栓，也是由于雌激素水平过高导致的。

所以，现在认为月经来得早去得晚、长得漂亮、皮肤细腻的人雌激素水平更高，那么得这种跟雌激素相关疾病的机会也会增高，是一种高危因素。

男性也是一样。

男性雄性激素也会在老年以后显著减少，不像女性在 49 岁左右绝经，男性是在 60 多岁激素水平开始显著降低，正好是退休的阶段，也会导致性格脾气的变化，就是所谓的男性更年期。在这个时候也不要补充雄性激素，而是让这个时期自然过渡。因为雄性激素多或者雄性激素旺盛，也会出现其他的问题，比如睾丸癌、前列腺癌。以前医学发展存在局限的时候没有别的办法，只能通过手术摘除睾丸，从而让前列腺癌不再发展。另外，毛囊对雄性激素敏感，还会导致脱发。

当然雄性激素也有好处，有种血液病叫再生障碍性贫血，就是靠注射雄性激素来使红细胞增多的。所以，很多东西在大自然的存在都是合理的，过多、过少或者不平衡都不好。

女性的雄激素过多也会出现问题。

前面已经说过，女性也有雄性激素，而且雄性激素能转化成雌激素，比如青春痘的问题。青春痘就是女性体内的雄性激素没有转化好，雄性激素过多就会长粉刺，同年龄的男孩就是满脸青春痘、脚臭、活力旺盛，长青春痘的女孩往往性格比较豪爽、比较急、有干劲，但脸上青春痘老是发

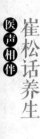

不停，可以用药物让雌激素多一点、雄性激素少一点，脸上的痤疮就能好转。

人这一辈子和性激素分不开，不管是男性还是女性，我的原则是顺其自然，激素水平高的时候就让它高，而激素水平该低的时候就让它低，逆天而为的往往会达到相反的效果。

当然，如果处于更年期综合征时期实在是难受，可以补充一些植物源性的激素，比如豆制品、葛根粉等，可以缓解症状，但不求在这个年龄段还拥有年轻 20 岁的容颜，因为往往会产生一些副作用。

 扫码听书>>

020 维生素 C 的故事

说到维生素 C，大家马上想到一个词儿——"抗氧化"，动脉粥样硬化、衰老的过程都是氧化反应，抗氧化剂可以延缓这些过程。还有促进胶原蛋白的合成，让肌肤年轻，减少黑色素的沉着，有美容的作用，还可以预防牙龈出血、保护细胞解毒、提高免疫力等。

但其实，历史上发现维生素 C 作用的过程非常曲折，这里不得不提到的就是当年维生素 C 针对的最主要的疾病——坏血病。

坏血病还得从大航海时代说起。1497 年，达伽马——发现绕过好望角能到达印度的那位航海家——当初带领 160 个船员出海，结果有 100

多个船员在途中出现了牙龈出血，然后身体多处出血，最后死亡的情况，人们把它称为坏血病。1519年，麦哲伦带领200个船员出海，最后只回来了35人。18世纪，英国一位海军上将带领1955个船员出海，4年后1051个船员全部死于坏血病。这样的事件数不胜数，当时仅在英国估计就有几十万水手死于这种可怕的疾病。

但也有一些有趣的个例。比如1734年，有一条船上出现了得坏血病的船员，没有办法救治，于是就把那个船员放在了一座荒岛上。隔了一段时间，当船队再经过这个荒岛的时候发现那个船员还活着。原来他因为饥饿，就摘荒岛上的野果吃，结果坏血病好了，当时人们并不知道是什么原因。

一直到了1747年，英国海军有个军医叫林德，他做了一个很有趣的实验，而且这个实验是现在循证医学对照试验的鼻祖。他选择一些人和另一些人吃不一样的东西，来看看对坏血病有没有好处。他选了12个患有坏血病的船员，其中两个人每天吃两个橘子和一个柠檬，另外两个人每天喝苹果汁，剩下的八个人每天喝一点稀盐酸，再吃一些其他普通的食物，这样对照着看一下会不会产生不一样的变化。结果发现，6天以后吃橘子和柠檬的船员坏血病好了，而其他的有却没有。他就猜测柠檬和橘子里面肯定含有一种元素，可以对抗坏血病。到了1753年，林德出了本书叫《坏血病大全》，但他当时的行为并没有引起英国海军的重视。

还有一位对抗坏血病非常有贡献的就是库克船长。他在从1768年到1780年航海的期间，船上的船员虽然也有因病死亡的，但几乎没有一个人是因为坏血病而死亡的。他也由于这一点被入选为英国皇家学会的会员，介绍经验时人们发现库克船长每到一个港口就会采购大量的蔬菜，包括有一次他买了非常多的德国酸白菜，这些船员在航行过程中有蔬菜的补充，就不得坏血病。

后来，人们终于发现，其实橘子、柠檬、蔬菜里面含有的就是维生

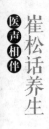

素 C。维生素 C 在人体内没法合成，但是广泛存在于很多水果、蔬菜当中，尤其是酸酸的水果。

当大家了解这种情况后，英国海军就把柠檬汁作为船上必备的食品，他们的战斗力大大增加，打败了西班牙的无敌舰队，称霸海上。

以前维生素 C 只能从食物当中摄取，而能够工业化合成是在很久很久以后了。

由于能够合成维生素 C，并且知道它明确的化学分子式，生产出维生素 C 的这位科学家获得了 1937 年的诺贝尔化学奖。但是诺贝尔奖的光环有时候也会带来一些小麻烦。后来又有一位两次获诺贝尔奖的科学家写了一本书，提到维生素 C 能够预防感冒。由于他是两次获诺贝尔奖的科学家，他的这本书非常畅销而且在全世界推行。但一直到现在，医学界普遍认为维生素 C 并不能预防感冒，最多能够缩短一点感冒的病程而已。

这说明一个现象，就是当我们非常艰难地发现一种新的治疗方法或者新的药物时，我们往往会对它寄予过大的希望。想到维生素 C 可以治疗坏血病，那它能不能治疗其他疾病呢？它能抗氧化，那它能不能抗动脉粥样硬化，减少心血管疾病的死亡率呢？我们现在做了很多大型的临床试验，以维生素 C 和心血管的其他药物对比发现，结果是阴性的。

其实维生素 C 只是人体一种必需的营养元素，当我们日常生活中能够摄取这种元素时，就可以维持正常的生理机能。

第二，维生素 C 毕竟不是一种针对某一种疾病的治疗药物，也就是说它对保持健康是有益的，但对治疗疾病的效果可能并不如想象得那么好。

如果我们过量摄入了维生素 C 会不会有坏处呢？维生素 C 是水溶性的，摄入得多了再多喝水就会从尿液中排出。但别忘了它是酸的，维生素 C 排出时是以草酸的形式，也就是说尿液是被酸化的，而酸化的尿液如果碰到了钙就容易产生结石。所以，一些肾结石的病人不建议平时经常服用维生素 C，很有可能会加重病情。还是那句话，很多东西不能没有，但也不能过头。

扫码听书>>

021 酵素真有那么神奇吗

如今，酵素风靡一时，特别是在女性圈子里流传甚广，有自己 DIY 的，也有去日本买的，都认为酵素是非常好的保健食品，可以养颜、美容、减肥、排毒、调节内分泌，无所不能。手机被酵素刷屏，都在教你如何做各种酵素。

那么，酵素到底是什么呢？

酵素在中国有一个更加通用的名词，叫做"酶"，日语当中"酶"叫酵素，后来传到台湾，然后这个概念被引进大陆，称之为"酵素"。这个名字听起来很美，就好像草莓叫"士多啤梨"，听起来就很高大上。

酶的用途多种多样，世界上存在很多种类别的酶，工厂里需要各种各样的酶来进行催化生产。人体也像一个化工厂，吃下去的食物就是原料，经过酶的催化产生新的物质，使人体更好地吸收。

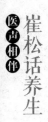

人体当中有 700 多种酶，包括凝血酶、氧化酶、消化酶等。比方说口腔里面就有唾液淀粉酶，吃饭的时候唾液淀粉酶将淀粉分解为麦芽糖，所以吃米饭多嚼几口就会感觉到甜味。而胃中有胃蛋白酶，肠里有胆囊排泄的胆汁，胰腺分泌淀粉酶、脂肪酶、蛋白酶，帮助消化吸收。

现在流行的酵素都是吃的，它不牵涉到凝血酶这些酶，主要是消化酶，充其量可以帮助消化食物。但是酶或者说酵素，本身就是一种蛋白质，如果不像药品一样有个外壳包住的话，到了胃里面直接就被胃酸破坏，被蛋白酶当作蛋白质分解消化了，不能起到美容的作用。同时也是没有减肥作用的，因为它已经失效了。

那除了减肥以外，酵素到底有没有调节肠道、排毒的作用呢？

下面以水果酵素为例来讨论一下这个好吃的东西到底是什么。网上能查到水果酵素非常详细的做法，把要用的各种水果切成丁，码在一个大瓶子里，然后加点糖加点水，密封以后放在阴暗的角落里，过个一两周拿出来，就可以看到里面有一些浑浊的水和软掉的各种水果残渣，喝起来酸酸甜甜的还有点酒味。

你发现没有，这种做法其实就是在做泡菜，这就是一个发酵的过程，只不过腌菜是用盐来腌，它是用糖来腌的。酵素的口感是乳酸杆菌起的作用，腌制过程中产生了乳酸，所以吃起来有点酸酸的感觉。一听到乳酸杆菌，我们脑子里马上就想到另一种食品——酸奶。

酒味是怎么来的呢？食物表面除了乳酸杆菌以外还存在酵母菌，酵母菌把糖分分解以后就产生了酒精，喝上去有点酒味也甜甜的，这就是酒酿。

既然整个水果酵素里面几样东西，酵素是会被分解掉的，乳酸可以通过喝酸奶得到，酒精可以喝酒酿，那与其喝水果酵素，为什么不直接吃点新鲜水果加酸奶，有时候再吃一碗酒酿，不也一样吗？

有人又说：起码酵素的通便作用很好，吃了以后大便通畅，有时候还拉稀。

我们往往以为拉稀就是排毒，但是医生认为可能是食物中毒或者腹泻。因为酵素制作的过程中可能产生乳糖，而我国大部分人体内缺少半乳糖酶，不能分解乳糖，乳糖不吸收的表现就是喝牛奶的时候容易拉肚子。

除了乳糖以外还有一个更重要的因素，那就是制作的酵素被其他杂菌污染，哪怕瓶子洗得干干净净，里面的微生物也不可能都杀完。如果真的全部杀完了，那乳酸杆菌、酵母菌也都不存在了，不可能有酸味和酒味。所以，制作酵素是无法控制里面会不会有其他的菌。最多见的就是霉菌，有时候做酵素还没做好上面就有一层毛，那就是霉菌感染。还有其他的杂菌可能不表现出长毛，但也会引起食物中毒，造成拉肚子。有时候还会有一些有害物质。

在正规工厂里面进行食品加工，如果要进行发酵，就要控制它的菌种、温度以及各种外部条件，那样才能把像亚硝酸盐之类的有害物质含量降到最低。可是在家里做的时候没有这个条件，有害物质的含量可能会过高，也会引起中毒。与其说它是在排毒、调理肠胃，还不如说是食物中毒了。

所以，很多时髦的健康概念未必能给你带来健康的身体，如果真的要好好保持身体的健康，就是保持食物多样性，里面有各种各样的营养素，包括各种维生素，而维生素又是酶很重要的原料，有了原料以后体内自然就会合成增多，而不要外部补充那些似是而非的酵素。

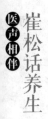

扫码听书>>

 输液等于一次小手术

　　输液其实就是咱们俗称的打吊瓶、打吊针。以前常说有人病得重，重得已经去医院输液了。而现在就跟打招呼的时候问"你今天吃了没有"一样，说到"今天去打吊瓶了没有"，好像是一件非常平常的事。

　　而且，打吊瓶还确实是咱们中国特色，在全世界这么多国家里面，没有像咱们中国老百姓一样这么喜欢打吊瓶的。

　　说到打吊瓶，孩子是最吃苦头的。发烧了，赶紧去医院吊针；烧又起来了，再去吊！结果孩子也是又疼又闹，家长也烦。想到我小时候经常扁桃体发炎，不得不去医院看。那个时候"打屁股"（臀部肌肉注射）的多，屁股上青霉素打多了，还有一个一个的硬结，不得不让妈妈敷一敷。印象当中，输液的比较少。

　　那么，真的有必要那么多人都去输液吗？

　　你也许会说："那当然啦！输液以后，毛病好得叫一个快啊！"

　　说到快，我倒是有部分承认的。输液是快，但不是说疾病好得快，而是说药物进入体内快。因为输液它是一种给药方式。

　　我们平常有口服、舌下含服、肌肉注射、灌肠、静脉输液等给药方式。每种方式的速度是不一样的，口服经过口腔，到了胃、肠，经过肠的吸收，再回到肝脏解毒，肝脏解完毒的、含有药物的血再回到心脏，最后再到全身这样一个过程。肌肉注射也是一样，先打到肌肉里，经过肌肉里的毛细血管把药物吸收，再回到心脏，最后到全身这样一个过程。通过黏膜的给药方式其实也很快，舌下含服后直接通过黏膜吸收药物，回到心脏，然后到全身。所以，急救的药有时就是舌下含服的。

还有就是我们今天说的输液，药物能直接通过静脉回到心脏，然后就到全身。所以，说快是对的！但是我们是不是每一种疾病都要那么"快"呢？

有人会说："感冒发烧 3 天不退，能不去打吊瓶吗？"

你不打吊瓶的话，过两天它自然也会退；你打吊瓶也是两天以后退，没有必要那么"快"。我们选择给药的方式是让药物能够很快到达你的全身，但未必毛病很快就能好。如果是抢救的话，那当然要快！那是分秒必争！生命攸关！但如果就是个感冒发烧，五天病好和五天半好有区别吗？

其实各种给药方式有其针对的不同人群和不同药物。输液是一种特殊的方式，它对口服不吸收或者吸收比较差的药物比较好。有些药物说明书上已经写得非常明白，口服吸收达到 95%，你非要达到 100% 吗？

输液确实有一定的好处，比如说补水。

什么情况需要补水？脱水的病人！如果你碰到一个急性脱水的病人，我们不但需要开放静脉去补液，有时还要把静脉切开插管，直接输液，要不然来不及！严重脱水会有生命危险！

还有一种情况，就是当孩子上吐下泻的时候。由于孩子体重低，只要一上吐下泻，一会儿就容易脱水了。所以，孩子如果上吐下泻就要补液。但不是每一个人都需要这么补液。感冒发烧后出汗多就要补液吗？

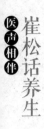

难道不能通过"喝"的方式吗？为什么偏要用打吊针呢？

下面就要讲讲输液的坏处了。

其实输液是一种不得已的行为。因为只要针扎到你的血管里面，就等同于开放了自身到外界的绿色通道！为什么这么说？针一旦扎入静脉，你的血管就直接暴露在外界，任何东西都可以进入到你体内。进去了药物，当然是好的。但如果进去了细菌、污染物等"坏东西"，就没有任何屏障。而口服不一样，口服后要经过肠道黏膜的屏障，然后再到肝脏的屏障。这样最后到你体内有用的东西都是经过解毒的，而静脉进入的是没有任何屏障的。首先它是一种创伤，打针打多了静脉也会出问题。

第二，输液是种刺激，可导致血管呈一条红线，静脉发炎。

第三，就是输液反应。输的液体里面如果有杂质，进入人体后产生过敏，然后出现寒战高热这样的输液反应。

最后，就是药物的副作用，药物进入体内后就拿不出来了。

毫不夸张地说，其实输液对于人体来说就是一场小手术，手术有它的适应证、并发症、禁忌证。所以，输液不是每个人都必须的。

如果医生觉得你必须要输液，或者是抢救的病人，或者是无法口服吸收的药物，那就输液。而不要为了那个理论上的"快"字，反而一次一次地开放了自己的静脉通道，开放了对敌人的绿色通道，一旦敌人来了，就没有任何的阻挡。

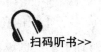 扫码听书>>

023 给你的免疫系统来场"军事演习"

乍一听,这个两个词——"免疫力""抵抗力",似乎可以通用。经常听到人们说:常常感冒,是不是抵抗力比较差?能吃点啥,做些啥运动来提高你的免疫力?你看,这两个词似乎完全可以换用。其实,在医学上不是这么回事儿。

抵抗力是民间的说法,也就是我们俗称身体不好、比较弱,要提高一下抵抗力。提高抵抗力是好事儿。

但是免疫是一件非常复杂的事情,免疫力低不好,而免疫力高,也有问题。所以,我们不能说要提高一下免疫力,而是说调整一下免疫力。但如果说到抵抗力低和免疫力低,似乎这个方面是可以换用的。

人体的免疫力是怎么产生的呢?

首先,婴儿出生后通过喝母乳,得到了来自于母亲的一部分抗体,孩子就会有一段时间的免疫力。有些妈妈说:"孩子六个月刚过一两天,马上就发烧了,这是为什么?"因为母亲给孩子的那些抗体,那些免疫力在这个时候用完了。接下来孩子就必须依靠自己和外界的接触,不停地"斗争",不停地适应环境,来形成自己的免疫系统。

所以,孩子在这时候出现的感冒、发烧或者一些其他"小毛病",都是在形成自己的免疫系统,免疫功能就在这样的过程中得到锤炼。

这是必经的过程,这时就不能过度地保护他,不能当做温室的花朵

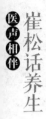

一样，把它外面的风雨全都遮挡了。本该经受的这些来自于外界的小的伤害、打击，被全部挡住了，就形成不了全面的免疫系统，就会特别体弱多病。天气还没有变冷，就把衣服加上了，结果孩子却是免疫力低下，经常生病。

我曾经去菜场，看到这么一个场景——上面是个鱼摊，摊边上还在滴着水，在这个鱼摊下面，就躺着一个小孩儿，在那睡着。这个环境是不是很差呢，但在这样的环境中成长的孩子，会因为经常接触到外界的"风吹雨打"，他的免疫系统成长得就可能比较快，也不会经常出现感冒、发烧这种情况。这种情况下，免疫力和抵抗力就是一回事儿。

免疫力低下，除了刚才说的容易感冒、发烧以外，那还有其他的问题，比如说容易感染。查血常规，看一下白细胞，白细胞就是我们的部队，有些人白细胞就比较容易低。有种疾病叫粒细胞缺乏或者白细胞缺乏，这种人特别容易感染，而且感染、发炎后不容易痊愈。免疫力低下最极端的例子就是艾滋病，艾滋病的病毒把免疫系统全部破坏，就没有任何免疫力了。这样，不管是外界的哪一种病毒或是细菌，有一些是人类不会得的疾病，而是动物得的疾病，艾滋病病人就容易得、容易感染，最后往往都是因为感染而死亡的。

那么，免疫力增强和抵抗力增强是不是一回事儿呢？

增强抵抗力是好事儿，但是增强免疫力未必是好事儿。免疫力增强就是免疫亢进，就像时刻都在备战、备荒，时刻都是荷枪实弹、枕戈待旦的。这样的情况下，外界稍微有一点风吹草动，人体就像来个大型战斗一样，赶紧进行攻击。结果遇到灰尘也要攻击，遇到狗毛也要攻击，遇到冷空气也要攻击，或者是鸡蛋、牛奶也要去攻击，发生过敏。

所以，很多人过敏，其实就是他们的免疫过度亢奋或者过度敏感。

一有风吹草动，那些本来跟我们毫不相干的，或者是我们的朋友、好的食物，也要去攻击。

还有一个问题，就是免疫力太强的这个"强"字儿，要打个引号，是病态的"强"，其实是一种免疫紊乱的状态，人体会出现一些抗体，但是这些抗体会攻击自身的器官，就成为疾病了。

我们所说的风湿免疫性疾病，比如红斑狼疮、类风湿关节炎、强直性脊柱炎，这是体内产生了一些强大、但是"不好"的抗体，而这些抗体攻击了自身，让人体的内脏、器官出现了各种各样的问题。所以，治疗这类免疫紊乱的疾病用的是免疫抑制剂，去抑制它过度紊乱的免疫状态。让好的免疫系统正常一点，而把紊乱的免疫系统打压一点。但是在抑制了亢进的免疫系统的同时，也可能使正常的免疫力降低。服用这类药的人容易感染、发炎，要想办法拨乱反正！

所以，免疫力和抵抗力真不是一回事儿。

经常说锻炼一下，提高抵抗力，这是对的！提倡冷水洗脸；春捂秋冻，到了秋天不要马上添衣服，冷空气吹一吹锻炼一下；或者有人更厉害，进行冬泳，这些确实可以提高人体对外界环境的适应能力、对外界病邪的抵抗力，但是不能盲目地提高免疫力，而是要使免疫力处在一个正常的状态。

免疫除了对外界的抵抗力、对人体内环境的调节之外，还有免疫监控。其实免疫不光是对外的，对内也要看看我们身体内部是不是长出什么坏的东西，比如癌细胞长出来了。就像一个 24 小时的监控一样，一旦癌细胞多出来了，就派部队把它吞噬掉，处理、消化掉。但是免疫监控也会出现空白状态，也就是说不在监控状态，这是免疫系统长时间不用造成的。

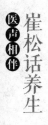
所以，有时候我们开玩笑说：一年当中感冒几次、发烧几次，算是对人体免疫系统的一次调整、一次检阅，这些小小的刺激让它充满活力。就像和平年代，太长时间不打仗了，军队都不知道怎么办了一样。所以，我们的身体需要进行"演习"，能让免疫系统重新处于一种非常有活力的状态、战斗状态。

扫码听书>>

024 冬天需要膏方进补吗

现在膏方很热门，以至于成为一种时尚，大家到了冬天就会相约去开膏方，要进补。所以，我们要先了解一下膏方，然后看看到底要不要"进补"。

"膏方"，大家觉得它就是用来进补的东西。其实不然。

传统中医方药主要有8种剂型：丸、散、膏、丹、酒、露、汤、锭，每一种剂型都有自己的作用。

比如说急性病发作，有汤药。"汤者，荡也"，也就是涤荡尘埃，涤荡污垢。急性病来了，应该用最快的速度去把外邪"荡"掉，这就是"汤者，荡也"。

"丸者，缓也"。为什么要吃丸药呢？因为病是慢慢地来，慢慢地走，平时可以吃一点"丸药"。这个"丸药"也会经常被做成蜜丸。还有"散"，比如说"金黄散""锡类散"，还有其他能用在喉咙的"散"，我们可以"吹一下"来用，吹在口腔里或者别的地方，它通过药粉覆盖伤口、皮肤黏膜表面，可以起到止血、保护皮肤、消炎、治疗等作用。

"膏"，刚开始用的时候并不是指补药。它最早是在汉代出现的，马王堆里发现那时有"豚膏"，"豚"，就是猪，也就是猪油膏。还有"马膏"（马油膏），你是不是联想到去日本会带回来很多"马油"，这是一种润肤的产品。其实刚开始"膏"就是外用的，包括治疗跌打损伤的"狗皮膏""伤筋膏"。一直到了宋代，才有了内服的"膏"，如"地黄膏"之类。就算在明清时期，内服"膏"比较成熟的时候，也是在江南一带流行，东北、华中、广东这些地区都没有。广东人会说："我们补什么呀？我们天天喝凉茶，我们要去火！"可见地域性还是蛮重要的。膏方真正的流行就是在当代，所以要了解一下膏方的历史，不能说膏方本来就是起到一个滋补的作用。

我为什么有时反对膏方热呢？

因为很多人本来可以不吃药，非要去吃药，只是因为这个药是"补"的。而要知道"是药三分毒"，如果你可以通过食补，我是建议不要用药物的方法来解决。

我们确实要把膏作为滋补的材料时，一定要记住，"滋补"的"滋"就是"滋腻"。所以，滋补要求真正的"虚"，需要补"虚"。其他还有"温补""清补""调补"，而"滋补"是针对比较重的情况。

所以，我的意见是，如果你是一个大病初愈的人，或者年老体弱，可以用滋补的方法，但不一定非要用膏方，你可以吃汤药或者食补。

就算你想要进补，也要考虑到底需不需要。

现在经常看到虎背熊腰、膀阔腰圆，看上去就是吃得太多的人来开膏方。但他常常会说：我虚！一走路就要喘，我要调养。这样的人"太

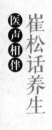

多了"。过犹不及，过了也会出现走路喘的表现。因为身体太胖，呼吸也不好，睡觉也不好，有的人认为这是"虚"。其实不然。他们需要"泻"，因为实在"太多了"，需要清一清肠胃，不一定非要去补。

但是如果我说要给你"清"的话，很多人都不愿意；而如果要给你"补"的话，都非常乐意。因为他们觉得"清"就是不好、"补"就是好。所以，一定要搞清楚自己是不是"虚"，这就要请医生来判断。

中医学从气、血、阴、阳4个方面，评估一下有没有"虚"。

气虚，主要就是神疲乏力，少气懒言，精神不佳。

血虚的表现是头晕眼花，面色不好，面色萎黄，贫血貌。

阳虚就是特别怕冷，夏天还穿个长袖。

阴虚的表现，一阵阵出汗、潮热、心烦。

如果都没有气、血、阴、阳4个方面的不足，就是因为时尚而吃膏方，我觉得完全没有必要。

接下来我们再说说膏方的组成。

膏方分为两大部分：第一部分是中药，第二部分是细料。

什么叫中药呢？就是医生根据你的体质来开的中药方，平时的药方可能只有十几味药，但是膏方里可能有三四十味药。为什么呢？因为要把方方面面都照顾到，但是每个药的剂量都放少一点，因为要长期吃，不需要吃那么多。但如果你有疾病的话，就可以再用中药来治疗。治疗的同时得用细料来补一补。

什么叫细料呢？细料就是人参、鹿茸，包括各种的胶类，如阿胶、龟甲胶、鳖甲胶、明胶、鹿角胶等。但胶类的东西都有丰富的动物蛋白，所以比较不容易消化。在用的时候，要用酒来浸泡，否则阿胶不通过酒精这个有机溶剂，它的有效成分释放不出来，效果就一般了。另外，如果阿胶不用酒浸，它还有一些腥气。如果是不能喝酒的人，就碰到麻烦了。如果碰到吃素的人，不能用这些动物做的胶，可以用素胶，比如说饴糖，但如果你有糖尿病，那就又不行了。

另外，我们需要考虑，所有的胶类都不容易消化，所以在吃膏方的时候一定要注意，消化功能不好的时候别吃。

有些人说："我还有肝病，我消化功能不好，老是恶心。"那你配回去的膏方不可能吃一个月，吃了两天就倒胃口，然后就不吃了。

也经常碰到这样的朋友，跟我说："其实去年的膏方我没吃完，放到冰箱里发霉了！我三天两头胃口不好，三天两头感冒发烧。"那就不应该吃膏方！因为它是对一种慢性病的调养，如果是感冒发烧了，疾病还没有稳定，处方本来应该1周甚至是3天调整一次。而膏方1个月就一张方子，怎么可能把疾病1个月的变化都能考虑到呢？所以，如果病情不稳定，不要吃膏方，等稳定以后，想要继续调养的时候再吃膏方。

讲了那么多关于膏方的内容，不是不让你吃膏方，而是从膏方发展的历史、膏方适用的人群、膏方的一些讲究来判断一下，如果没病的话，你是不是还希望自己吃点药呢？

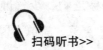
扫码听书>>

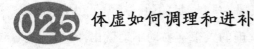

025 体虚如何调理和进补

"调理的目的是什么"？

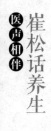
"为了身体好"！

"什么叫身体好"？

"就是身体阴阳平衡"。

这句话可能我们平时说得很多，但是对于中医专业人士来说，我们更愿意讲"和"而不愿意讲"衡"。因为"衡"这个概念，有点像天平，这边放50g重量的东西，另一边放50g的砝码，就平衡了。但是"和"的概念更宽泛一点。

难道阴阳平衡就是人体里面有50%的阴和50%的阳吗？显然不是。

人体内水分占了大多数，按照中医来说，这些津液、水分应该属于"阴"，难道就是"阴"多了，阴阳不平衡了吗？并不是。

这么多的水分对人体来说恰到好处，而其他的"阳"就够用了。阴阳互生，有相互的制衡，相互的补充，相互的利用，就是一个好的状态。

想要变成一种"和"的状态，通常我们会在冬天使用进补的方法。

那么，我们应该怎么去进补呢？

最重要的是，要知道自己是什么体质。

一般来说，体虚有4个方面——气、血、阴、阳。当然，这是一个简单的分法，也有些人可能气血都比较虚，或者阴阳两虚，或者气虚加阴虚，气虚加阳虚，都有可能。

气虚，从症状上来说，就是神疲乏力，少气懒言，特别容易累。中医常说"气"，可能一般人听起来太玄乎。简单来说，我们常说这个人脾"气"大，神"气"活现，趾高"气"扬，这都是说"气"，也就是人的一种精神状态，生命活力的表现。"气"足的话，活力足，精神旺，"气"如果不足，人就"蔫"了。气虚的人很容易动不动就出汗，有点喘，或者气急。对于气虚的人应该怎么调补呢？

在药物上最常用的就是黄芪和人参，人参如果吃不到，吃点党参也可以。在平时的食物当中，糯米、山药都是补气的佳品。

再来说说血虚。中医的血虚和西医的血虚很大程度上是相通的，表现就是爪甲颜色淡，头晕目眩，面色萎黄，月经量少。

血虚的人该怎么调理？西医可以采用补铁的方式，让血色素（血红蛋白）升高。中医治疗最主要的药物就是当归、阿胶，还有一个专门补血的方子叫四物汤。而我们平时吃的食物中，红枣、桂圆都是补血的（当然这里的"补血"不一定是升高血红蛋白）。

阳虚，就是人的"阳气"不足。

男性和小孩的阳气都很足，像青年人、中年人，睡觉有时不想盖被子，因为他阳气足，怕热。可是到了老年的时候，就容易身体蜷缩、脚冷，穿两件羽绒服都不够御寒。这是为什么呢？因为阳气用完了。

阳虚最主要的表现就是怕冷，手脚怕冷。另一个表现就是在性功能上面，出现阳痿、早泄，包括起夜多、夜尿清长，这都是阳虚的表现。

阳虚就要补阳，就要使用温性的东西。在药物里面最厉害的补阳药物就是鹿茸，鹿角也是，它们都是温性的。平时吃东西里比较典型的就是羊肉，到了冬天也是一种温补的家常菜。

对于阴虚来说，我们知道"阳虚则寒，阴虚则热"，阴阳互相制约，"阳"就是火，"阴"就是水，正常的情况下两者相当，处于平衡状态。

如果阴虚那就水少，火相对来说就大了，所以阴虚火旺。最常见于更年期的女性，表现为潮热，一阵烘热汗就出来了，脸红红的，半夜失眠，睡不着觉，是一种怕热的状态，舌头伸出来是红红的、没有苔，我们说这是"阴虚火旺"的表现。

那水少了该怎么办呢？补水。常用的药物是地黄，还有冬令进补会用一些膏滋，比如龟甲胶、鳖甲胶，这些都是补阴的药物，当然同时它们还有一定的活血作用。平时常吃的东西里面西洋参、枫斗、白木耳、百合都是养阴的。

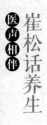

根据体质的不同，可以补气、补血、补阴、补阳，这就是调补。

但是，不需要把阴阳调到平衡的程度，调到对于你现在这个状态最好就可以了。

根据人群不同，调补也有不一样的操作方案。

中医有一个概念，肾为先天之本，脾胃后天之本。

小孩只需要开胃，只要孩子肯吃肯动，就能生长。我们常说小孩"见风就长"，只要吃得好就行。但现在很多情况下家长喂养不当，孩子厌食挑食，那就长不好了。

青年、中年人最主要是调补脾胃，只要脾胃功能好了，可以吸收水谷精微，吃的东西能消化，那么气血都会变好。因为这个年龄阶段，从娘胎里带来的精微物质还在，没有流失，就是中医说的"肾"。肾不亏，所以不一定要补肾阴肾阳。

而对女性来说，需要补血补阴，这都是女性先天比较容易缺乏的东西，应该注意补充。除此之外，一定要注意疏肝。女性往往有情绪化的倾向，经常在不舒服的时候，郁郁寡欢。如果不去解决这方面的问题，精神状况不佳，就会影响到气血流通。所以，我们常常在补的同时加一些疏肝的药，比方说逍遥丸。老年人在补脾胃的同时一定要补肾，因为他的精气少了，用的时间长，基本上快用完了。

老年人的消化功能不好，所以要加开胃的药，补的同时能增加吸收；另外，老年人常常有动脉硬化、血管老化的情况，加点活血的药让药性能够通达全身。

所以，对于进补这个事还得看医生，不能瞎补。

现在跟很多人说要补，他们就开心；而如果跟他们说不需要补，他们就不开心，这是一个错误的观点。有时候营养过剩是不需要补的，无须滥补。还有补不对症，明明阴虚却用补阳药，明明阳虚却用补阴药，这也是不对的地方。

　　另一个就是社会风气，人们普遍认为贵的就是好的，补药就要越贵越好。其实，吃的都是药，不是吃钱，吃的药只要对症就是好的，"和"就是好。

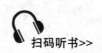
扫码听书>>

026 你买到的真是野山参吗

　　人参是一种补品，《神农本草经》提到人参大补元气，补五脏之虚。人参、灵芝和阿胶并称"三宝"，是补品中的上品。

　　所谓"元气"，是所有气的根本。气虚的人表现为神疲乏力，少气懒言，没什么精神。形容人虚得特别厉害，都会说"元气"，比如车祸、手术，都会让"元气大伤"，得了肿瘤就是"元气虚弱"。所以，"元气"受到损伤就会让人的生命出现危险。

　　2003年，我曾经遇到过一个病人，急诊查心电图提示广泛前壁心肌梗死，病情非常危重，马上被送进导管室进行心脏支架手术。做手术的时候，这个病人已经有心源性休克的表现，浑身大汗淋漓，喘促，血压迅速下降，我马上用药物升压治疗，但是效果不好。这时候我想到人参，家属找到生晒人参粉，用2g化开口服。20分钟以后，这个病人的汗就收了，血压也稳住了。手术继续进行，并最终获得成功。

　　所以说，好的人参除了大补元气以外，还可以回阳救逆，也就是

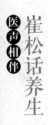

"起死回生"。

那么，什么叫好的人参？

最好的当然是野山参。

但是市面上没有野山参，因为现在规定不允许标示"野山参"出售。

野山参的定义很严格，要符合一个前提，播种不能是人播种，而是通过小鸟吃下人参籽，然后飞到森林里面排泄粪便，种子也跟着排出来在林子里生根发芽，长二三十年，有人进林子挖到这根人参，这才叫野山参。

如果当中掺入了一点人工的成分，比如播撒、施肥，那就不是野生的。因为不是每个种子都能长成人参，优胜劣汰才能留下最好的。

所以，野山参是最好的人参，可惜现在已经没有了。

现在代替野山参的叫林下参。一般是人工在森林里面随意播撒种子，然后就不管了，由他的后辈经过十几、二十年再进林子里面找，找到的就是林下参。

这已经非常接近野山参了，仅仅是第一个步骤换成人工播种，效果也非常好。

次一点的人参就是把种子撒到森林里面，做个记号，等它长苗以后挖出，移到山下去种，叫移山参。特点是：它可以长得比较大。一般野山参都是0.5g、1g、2g这样体积很小的，5g就已经是很大的了。但移山参体积很大，两者的区别就在于栽种的时候有没有移栽过。这与鸡毛菜和青菜的区别一样，直接用种子种出来的是鸡毛菜，个头比较小；如果移栽到大棚里栽种出来就是青菜，移栽以后就可以长得大一点。

现在市场上无法买到真正的野山参，但林下参、移山参还是买得到的，就是价钱比较昂贵。

再稍微便宜一点的人参，是人参种子通过人工栽种的，一般经过一次移栽再过个四到六年就可以采摘入药。

韩国也有人参，卖人参的会说这个人参六年根，也就是六年生的人参，可以药用了，再早一点功效就稍微差一点。

这些人参挖出来晒干就叫生晒参，也就是常说的白参。它的效果肯定不如野山参，但也可以补气补虚，在心血管科、消化科或者神经科都可以应用。

那么，人参怎么吃呢？

白参性平，一天可以用 5 到 10g。特别是在冬天，可以炖参汤、泡参茶、服参片，用来补气。

白参煮完晒干以后，参的颜色就变红，这就是红参，性温热，有温阳的作用。阳虚（冬天特别怕冷）以及严重的心脏病病人，经常心力衰竭，有喘促、脚肿表现的人可以吃红参。

如果生晒参的作用效果还是不够，就可以用朝鲜人参。朝鲜人参分白参和红参，他们的红参跟我们的红参一样，但白参效果要比生晒参好，比如韩国有太极参，芯的颜色偏红，皮很薄，因为它虽然经过开水烫但没有蒸煮过，烫过以后它的药性稍微有点温热，药力就更大。

所以，要根据人的不同体质，选用不同的人参，才会达到更好的效果。

人参不是谁都能吃的。

不虚的人不需要吃，如果有人有火大、口臭、眼屎多、整天发脾气、肚子大、脑满肠肥、三高、大便秘结这种实证的表现，就不适宜吃人参。

人参也和很多东西不能一起用。

比如，有一味药叫藜芦，和人参一起用会产生副作用。萝卜不能跟人参一起用，因为它有破气的作用。有一味药叫莱菔子，就是萝卜子，如果吃了人参或者其他补气的药，没法吸收导致腹胀，吃点萝卜子，放

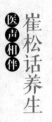

屁以后气就被泻掉了。人参和萝卜一起用，最多只会减轻药效，但不会出现毒副作用。所以，吃人参的同时吃熟萝卜是没问题的，吃生萝卜或者萝卜子会减低人参的药效，会造成浪费。

扫码听书>>

027 他们叫"参"却不是"参"

不是"参"的"参"，这是什么意思呢？
我们中药里面有很多都叫什么参，但它们都不是人参。

比如说第一个，西洋参。

既然叫西洋参，它肯定不是咱们本土出产的，而是国外的。咱们习惯上把加拿大出产的叫西洋参，把美国出产的叫花旗参。其实，西洋参传入中国，要追溯到清代。

当时的中国有很多华工在美国挖金矿、修铁路。据说在劳作的时候挖着挖着发现：地底下有些植物长得很像咱们中国的人参，都有相同的纹理啊，有一些分叉像人形的小分支，那它是不是长在美国的人参呢？于是就把它带回中国。

以上只是传说。据史料记载，西洋参原生长于大西洋沿岸北美原始森林中，是一种古老植物。当地印第安人采其茎叶食用，也作清热药治病。西洋参和人参同属五加科植物，但不同种类。西洋参于17世纪90

—— 86 ——

年代康熙年间传入中国。清初儒医汪昂编撰的《本草备要》首次将其收载于医药文献中。

结果一用，人们就发现，西洋参不是人参，但是也有补虚的作用。

那么，它的补虚作用集中在哪里呢？集中在益气养阴。也就是说，它可以补气，它也可以补阴，而且补阴的作用比补气的强，适用于那些舌头比较红、嘴巴比较干，这些阴伤的病人。如果说这个人是个气虚的病人，整天没有精神，少气懒言，然后脾虚吃东西不消化，大便比较溏薄的人，是不是适合吃西洋参呢？就不太适合吃西洋参。

除了西洋参以外，第二个讲讲党参。

其实党参，它不是人参，但它是最接近人参功用的。也就是说，人参在古代也不是谁都吃得起的，而用不起人参的用点党参，也有补中益气、健脾这些作用。它可以和黄芪同用，增加补气的效果。

还有一些呢，再说说太子参。

比如说一个人他比较虚弱，如果补得多了，他又觉得虚不受补，那我们稍微用一点点"参"。用什么呢？用太子参。

太子参有时我们还叫孩儿参。小孩你觉得他的气不足，又怕补了以后性早熟啊，我们不用其他的，稍用点太子参。小孩容易出汗、自汗，太子参加点浮小麦熬煮汤喝，就会好一点。

我们还有一味"参"，它专门滋阴润燥，养阴清热，治肺咳、胃热，这就是沙参。

沙参有南沙参、北沙参。南沙参是对肺比较好一点；北沙参呢，还有点清胃热的作用。但是不管是北沙参还是南沙参，主要都是什么作用呢？都是养阴的。

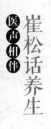

对那些干咳、久咳痰血、胃热、舌头红红的人，可有生津止咳、滋阴润燥的作用。这就是沙参。

不管是西洋参、党参、太子参、沙参，它们是有补虚作用的。

接下来讲的两个参呢，就很不相同了。

第一个，讲丹参。

说到丹参，你肯定说，丹参片我知道，活血的呀！对，丹参主要是活血祛瘀，通经止痛，多用在妇科，现在用于心血管病特别多。因为丹参活血化瘀，且药性偏寒，还可以清热除烦，更年期女性，有时候心烦、火大、失眠，用点丹参效果不错。

丹参在活血的同时有一点点的补血作用，我们有一句话叫"一味丹参功同四物"。这个"四物"呢，讲的是古代的一个名方"四物汤"，是养血的方子。一味丹参和养血的"四物汤"有共同的效果，一味药就相当于一个方子，你看多好啊。

最后我们要讲讲玄参。

玄参在清朝它叫元参，因为要避康熙皇帝玄烨的讳。玄字不能用，就改叫元参。

玄，即是黑，其实玄参就是黑颜色的，它的主要作用是清热凉血，滋阴降火，对于那些血热，热比较旺的人比较好。

玄参的通便作用也比较好，有些老年人易肠燥便秘，是因肠子里面很干燥，没有水分，所以就便秘了。怎么办呢？加点水分可以让船开起来了，就用增液汤！什么是增液呢？即增液行舟。增液行舟的增液汤由玄参、麦冬、生地组成，玄参是其主要成分。

另外，玄参在喉科也有很好的作用，咽喉肿痛、喉咙不舒服，可以用玄参煮汤喝效果也不错。

所以，在中药里面有很多叫参，虽然它们不是人参，但是各有各的妙处，各有各的用场。中草药是一个非常大的宝库，需要继续好好挖掘。

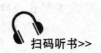

扫码听书>>

028 适合白领的枫斗

我们知道，人参是大补元气的，阿胶是养血的，那枫斗有什么作用呢？

枫斗是养阴、生津、润燥、止咳的，对肺、胃、眼睛都有好处。但有的时候我们又听到这种药物叫"石斛"。

那么，"枫斗"和"石斛"之间到底有什么关系呢？

石斛是一种植物，有不同的种类，有铁皮石斛、紫皮石斛。把石斛的茎晒干后卷起来，变成一粒粒的，可以在市场上卖的药物，就叫枫斗。

也就是说，干品、成品叫枫斗，鲜品叫石斛。

接下来，我们了解一下石斛。

铁皮石斛为九大仙草之首，之所以有这个称谓，是因为它茎的表面不像一般的植物绿绿的，而是有一点铁锈斑，看上去就像铁皮一样。它以前生长在悬崖峭壁上，很难摘，而且产量非常稀少，现在攻克技术难

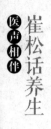

关以后可以进行人工栽培了，但是价钱还是偏贵。

还有一种是紫皮石斛，茎上没有铁锈斑，开着小紫花。而铁皮石斛开的是小黄花。

说到花，我要告诉你，其实不管是哪一种石斛，都可以观赏，甚至可以种在阳台上，像花一样观赏。因为石斛属于兰科，也就是说要是你会种君子兰，就也能种石斛，而且石斛的花挺好看的。

兰科植物，大家都知道它喜阴、喜潮湿，不喜太阳；种植的土也不要非常致密，最好是腐殖质，里面有很多树皮、碎木片、木屑，这样透气就比较好。

不管是紫皮石斛还是铁皮石斛，做成了成品就叫枫斗。

为什么枫斗适合白领呢？

刚才也说了，枫斗有滋阴润燥的作用，现在很多白领，包括 IT 行业、金融行业比较适合应用。因为他们都是在透支身体！白天工作完以后，晚上还得继续工作。就算全部工作做完以后还要出去玩儿、喝酒、应酬，结果一天不能睡几个小时，中医认为这是"伤阴"了。

伤阴后出现舌头红、口干、津液少，然后慢慢地胃也不好、肺也不好了。这时候用枫斗特别对症，特别有效。

那这么好的东西怎么吃呢？

枫斗的有效成分就是里面黏黏的东西，是一种黏多糖，可以起到很多作用，包括调节免疫，抗肿瘤，对肺、胃养阴清热等。鲜品石斛的清热作用比较强，干品枫斗的养阴作用比较强。鲜品可以榨汁，直接喝新鲜的石斛汁；或者可以直接用鲜石斛做菜，因为鲜品石斛没有经过炮制，里面的成分还没有浓缩，味道不太重。如果拿中药材做菜就有中药味，就不好吃了。

那干品的枫斗怎么吃呢？传统的方法就是煮水，拿 15～20 粒放到水里，烧开以后小火慢慢煮，煮一会儿，拧成一个球的枫斗就慢慢地散开，然后里面的有效成分就一点点地出来了。最后煮成的汤稍微有点黄，喝起来有点黏黏的。

枫斗的有效成分不太容易析出，以上的方法往往不能把里面的有效成分全部析出来。这里我教大家一个独门秘方。

首先，把枫斗在水里泡一夜，然后把水烧开，枫斗就一下子张开了。再过一天，把泡在水里的枫斗拿出来，剪成一小段一小段，和泡枫斗的水一起倒入豆浆机。豆浆机其实有两大作用，第一个是粉碎，就是让里面的有效成分更容易析出；第二个就是加热，这样又是粉碎又是加热，最后有效成分都出来了，一点也不浪费。因为现在不管是人参，还是阿胶、枫斗都挺贵的，我教的方法都是让物尽其用。

那么，怎么鉴别枫斗的好坏呢？

有两大要素：第一，里面的黏多糖要多，就是黏液比较多；第二，要渣比较少。我们在买的时候可以拿一粒放在嘴里嚼，嚼到最后如果满嘴都是黏液，感觉津液都出来了，唾液的分泌也增加了，到最后渣很少，这是上品。如果嚼了半天，还是像在嚼一根草的感觉，一点黏液都没有，反而渣特别多，而且偏苦，那是下品。

照着办，绝对不会吃亏！

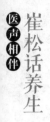

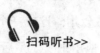

 阿胶可以很好吃

中华三宝之一的阿胶，又叫驴皮胶。古代胶类主要是用来补充能量的，因为胶类含有很多蛋白质，但并非一定用驴皮，后来在实践的过程中发现驴皮的作用最好。

有这样一个民间传说：

一户养鱼人家的媳妇生产时失血过多，生产完以后非常虚弱，头晕目眩，手足冰凉，浑身无力，面色苍白，主人家就想杀一头驴弄点肉给媳妇补一下，结果手下的伙计嘴馋把驴肉吃光了，最后只剩下驴皮。没办法，就把驴皮去毛后反复熬制给媳妇吃。没想到歪打正着，过了没多久媳妇的面色就红润起来，手脚也不那么冰凉了。

当然这只是个民间传说。

据记载，阿胶性甘平，归肝、肾经，有养血补血、止血润燥的作用。现代研究发现，阿胶里含有很多氨基酸和蛋白质，可以帮助铁质的吸收。所以，不论现代医学还是传统医学，都认为阿胶确实是补血的上品。

阿胶在古代应用非常广泛，张仲景就有许多方子跟阿胶有关。例如，治疗妇科疾病的"胶艾汤"，阿胶和艾叶一起使用可以补血暖宫。治疗失眠"黄连阿胶鸡子黄汤"，用黄连、阿胶再加一个鸡蛋可以治疗血虚的"心烦不得眠"。年轻的女性冬天手脚冰凉，有血虚、气血不足的表现，就可以吃点阿胶。

将阿胶泡在黄酒里隔水蒸，烊化以后冲进中药汤剂里，这是传统的用法。为什么要用黄酒呢？其一，阿胶毕竟是动物的胶类，有一定的气味，用黄酒浸泡以后可以去腥。第二，阿胶是动物蛋白，水煮不能把它的有效成分全部提取出来，必须用有机溶剂，而酒就是很好的有机溶剂。所以，黄酒和阿胶是绝配。现在有更好的办法，因为阿胶做好以后是一块一块的，很难化开，现在可以用粉碎机打碎，加上黄酒效果就更好。

这里教大家一个自制阿胶膏的方法，可以非常简便地给自己冬令进补，另一方面又可以享受DIY的乐趣。

首先准备原料，阿胶250g，芝麻、核桃各150～200g，冰糖200g及黄酒250mL。先用粉碎机把阿胶打成粉末，然后拿一个容器，把酒和冰糖倒进去加热，加热以后慢慢搅拌，等冰糖化开以后放入阿胶粉，继续搅拌。这里要切记把火关小，不然会粘底，直到搅拌至把勺子拿起来，上面的阿胶慢慢地往下滴，但没有滴下来（即"将滴未滴"，挂在那里的感觉），说明黏稠度就适合了。此时继续加入芝麻、核桃，用力拌匀，准备起锅。这时候需要准备一个模具（塑料盒之类的），在里面先刷一层油，然后把拌匀的阿胶膏倒进模具，填满以后用木板压平。接着放入冰箱冷冻，等到全部冷却以后把阿胶膏倒出来，再切成一片一片，就可以随时吃了。

250g的阿胶可以吃20天到一个月，每天吃一两片，对身体好，而且味道也很好。

当然，阿胶膏不是每个人都能吃的，因为它主要是补血用的。如果没有血虚的表现，同时人精力也很旺盛，那就不需要吃。

还有消化功能不好的时候，舌头伸出来舌苔白白腻腻的，代表痰湿

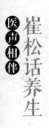

很重，吃什么都不吸收，那样吃阿胶膏只会让痰湿更严重，这也是没有必要吃的。

扫码听书>>

030 蛋黄真的会升高胆固醇吗

2015 年，美国新版《居民膳食指南》提出：现在已经不需要限制居民的胆固醇摄入。这句话一下就引起轩然大波。以前，我们说胆固醇是坏的东西，很多人吃鸡蛋的时候就把蛋黄给扔了，看到一块肉把肥的给扔了，光吃瘦肉。现在又说不要控制了，就是说可以敞开了吃，完全不需要去节制吗？

这到底是怎么回事呢？到底听谁的好呢？

为了搞清这个事儿，我们就先要知道什么是胆固醇？胆固醇到底有什么作用？

既然它是"坏"的，那为什么我们人体里要有胆固醇呢？

大家想一想，以前不让我们吃的有什么东西呢？首先是动物内脏，比方说脑、肝脏、肾脏，这些东西的胆固醇含量很高。那内脏的胆固醇含量为什么高呢？因为胆固醇本身就是合成内脏最主要的成分。胆固醇是合成细胞膜的主要成分，很多激素也是由胆固醇转化合成来的。人体内很多男性的、女性的激素都跟胆固醇有关，如果一个人本身营养不良，胆固醇很低，那么他体内的激素也不够，人的皮肤、整个状态都不会好。而与运动员有关的兴奋剂，又叫什么呢？叫类固醇，顾名思义，就是类似胆固醇，它们的结构差不多。

既然胆固醇这么"好"，那为什么我们以前谈"胆固醇"色变呢？

其实胆固醇本身是一种原料，就看你用它去造什么东西了。它本身也没有办法起到坏的作用，只有结合成了脂蛋白，才能够起作用。

那么，胆固醇和什么合起来变成脂蛋白呢？有一种叫载脂蛋白的东西，它像条船一样，靠岸了以后，从仓库里把胆固醇取出放在船上，就合成了脂蛋白，然后顺着血液运送到人体的各处。如果这个脂蛋白合成以后是低密度脂蛋白，这就叫"坏的胆固醇"。

低密度脂蛋白它干什么坏事了呢？

它在特别特别高的情况下，就会沉积在我们血管壁上，然后越积越厚，就会形成斑块——外面有一层纤维帽，里面是脂核。这个斑块如果形成了，一点点长大后，就会凸出到管腔内部，最后让管腔变狭窄。万一有个血栓过来，就会导致这根管子"塞住"，这就变成了心肌梗死、脑梗死（也就是常说的中风）。

所以，动脉硬化的形成就和低密度脂蛋白密切相关，由低密度脂蛋白引起了这一系列的变化。

而我们要降的正是低密度脂蛋白。

人们经常说"有毒蛇出没的地方就可能有解蛇毒的药草"。既然有"坏"的低密度脂蛋白，那肯定有"好"的脂蛋白啊。对！有一种叫高密度脂蛋白，它可以把过多的低密度脂蛋白运回肝脏去分解，但是它就是另外一种成分了。

所以，胆固醇的高低并不直接决定动脉硬化，而是要看低密度脂蛋

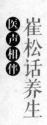

白的高低。

我们看一张血脂的化验单，可以看到很多成分，比如说总胆固醇、甘油三酯、载脂蛋白、高密度脂蛋白、低密度脂蛋白等。高密度脂蛋白最好高一点，低密度脂蛋白最好低一点。但是经常有很多病人来问：你看这个低密度脂蛋白，它的数字旁边写了一大串话——平时到多少范围是正常；如果已经有靶器官损害到多少范围；如果有心血管危险要小于2.6；等等。那我已经有心血管危险了吗？（因为就在数值的旁边写了心血管危险）

但是你没有把报告的每一栏上面的标志看清楚，前面这一栏是实验数据——一个数字，后面这一栏下写的是参考值。也就是说如果你在什么样的情况下，就需要达到什么样的标准，而并不是说你已经达到了心血管危险。

反过来说，低密度脂蛋白的正常值不是一成不变的，我们要达到怎样的目标，一定要和身体状况相结合来看。如果你是一个低危病人，就是没有心血管、动脉硬化这方面的问题，那你的低密度脂蛋白达到4（mmol/L），问题也不大。如果你有一点危险因素，比如说有高血压，或者年纪大了，那最好低密度脂蛋白到3.5（mmol/L）左右。如果你已经有糖尿病，或是有心血管疾病了，那低密度脂蛋白起码要控制在2.6（mmol/L）以下。

既然有些人已经要用吃药的方式来控制低密度脂蛋白，那为什么美国的《居民膳食指南》里说我们吃含胆固醇的东西不需要节制，像蛋黄、肉这些东西都能照吃不误呢？

这里有两个问题需要澄清：第一，那是一本居民膳食指南，是针对广大人群的，有健康的，也有亚健康的。它不像我们刚才说的这些情况，低密度脂蛋白数值一定要低。如果你已经有动脉硬化、冠心病、糖尿病了，那你的低密度脂蛋白必须得低！但是普通的居民并不需要严格控制，所以两者不可一概而论。第二个要澄清的问题就是，胆固醇和饮食的关系并不那么紧密，只有 25% 左右的胆固醇是靠食品摄入的，而 75% 的胆固醇是人体自身合成的。也就是说尽管你吃了很多含胆固醇的食品，真正能够吸收的不多。每天我们人体需要大概 1700mg 左右的胆固醇，一个鸡蛋黄才 190mg，你吃进去 190mg 可能吸收还不完全，对 1700mg 的总需求量没有那么大的影响。

现在临床上也碰到这样的病人，有些瘦瘦的病人，反而胆固醇很高，比胖的人还高。所以，膳食指南是说我们不一定要限制摄入胆固醇，但是如果你已经有心血管的问题，存在动脉硬化了，你还是要少吃。

跟血脂有关的还有一个叫甘油三酯的指标。它其实就是我们的能量，糖分过多的时候用不掉，就转化为甘油三酯储存在体内。如果大家都是在深山老林里面，没东西吃，是胖的人容易死还是瘦的人容易死呢？当然是胖的人更能够坚持，因为他能量足，甘油三酯高。

但是甘油三酯过高也会出问题，它可能会造成急性坏死性胰腺炎，这也是一种致命的疾病。所以，甘油三酯虽然没有胆固醇那么重要，但是它也有引起另外一种疾病的可能，我们也不能掉以轻心。

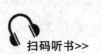

扫码听书>>

031 "吃荤"好，还是"吃素"好

人体到底是吃荤好，还是吃素好？肯定有人说：还是荤菜多点儿好！营养价值高！蛋白质多！又有人会说：素点儿好！现在都是营养过剩！也有人说：那咱就荤素搭配！

可是，荤素搭配到什么程度呢？比如说请客吃饭，这一桌子菜里基本只有两个素菜，这种荤素搭配是不是恰当呢？

下面我们就从人体构造方面来谈一谈到底是"吃荤"好，还是"吃素"好。

说到吃，那就要从牙齿开始说起。我们常说，牙齿是人体健康的标志。如果 80 岁还拥有一副能吃苹果的好牙，那该多好！

最前面我们有 8 颗门牙，门牙比较薄，它是用来切碎食物的；旁边是 4 颗犬牙，是用来撕开食物的；后面比较大、比较扁平的叫臼齿，臼齿上面有个平台，是用来磨碎食物的。人一共有 32 颗牙齿，有些人一辈子也长不出来那 4 颗智齿，也就是说 28 颗牙是有用的，其中 4 颗是犬牙。

我们再看看马、骡子、驴、羊或者兔子之类的食草动物的牙齿，它们都是磨牙，平平的，因为它们吃草。然后再看看狗、猫或者老虎的牙齿，它们都是犬牙，要撕裂食物。

而我们人类正好处于这两者之间，但是 28 颗牙齿里面只有 4 颗犬牙，犬牙代表"荤"，磨牙代表"素"。是不是应该"素多荤少"才是正常的比例呢？

其次，我们要说说肠。还是和动物做比较，人吃东西，经过食管、胃、小肠、结肠，最后到直肠排出。

小肠和结肠之间有一个盲肠，但是人的盲肠已经退化了。那为什么食草动物的盲肠很发达呢？因为它们吃的都是草类的东西，不容易消化，需要储存在盲肠里。可以说，人类的盲肠退化是因为我们不会吃那么多草类食物的。

人类的肠道和老虎的相比起来要长得多，老虎吃肉类的东西，消化、利用之后产生的"渣"比较少。草原上经常可以捡到牛粪、马粪，可以当燃料，因为牛、马吃了草以后根本没有办法全部消化、吸收、利用，它们排出的粪便里面还含有大量"草"，所以把它晒干以后就可以当燃料烧。你见过捡老虎粪便当燃料烧的吗？肯定没有！因为肉的里面没有这些东西，老虎的肠子更短，也没有那么多的粪便渣。

所以，从肠的构造来看，人应该荤素搭配，而且我们的肠更偏向于食草动物，我们也应该"素多荤少"。

我们不要直接下定论，应该吃什么、不应该吃什么，而是要看人类进化到现在这样的高级灵长类动物，我们身体的构造适合吃什么。

但是，不管是人类还是其他动物，相对于自然界都是非常渺小的，必须要养成适应自然的能力。最经典的例子就是熊猫。

其实，一看熊猫的样子就知道它是食肉动物，可它为什么吃竹子呢？那是因为熊猫身处的环境变化了，没有可以供它吃的肉食，所以只好改成素食。从熊猫的肠道解剖结构来看，还是以食肉动物的构造为主，只是稍微有些变化。但是熊猫为了生存下来，改吃了竹子，而且还生活得不错。但是熊猫现在需要我们的保护，说明它们可能已经不能靠自己生存了。也就是说，如果完全颠覆熊猫本来的生活方式，它们会灭绝的。

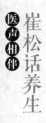
而稍微改变一点生活方式，也可以生活得很好。

比如我们人类，有游牧民族，也有农耕的地方，到新疆的一些地方去问那些百岁老人都吃些什么，他们会告诉你：我就吃牛羊肉，吃坚果。那么蔬菜呢？有了就吃，没有就不吃。所以，新疆人以肉食为主，是因为他们已经长期适应了，他们的基因可能已经一点点地变化了，那么肠道和牙齿可能也有点变化了。而到了农耕地区，那里的人则以素食、米、面为主，牙齿以磨碎食物为主。所以，在不同的地区，人们都可以适应。

那么，我们现在的问题出在哪里呢？

确实就像很多人说的那样——营养过剩。就是我们荤食可能吃得太多了。然而，我们又往往会矫枉过正，采取干脆吃素的方式。纯吃素真的有问题。如果一点儿荤腥、一点油都不摄入的话，就会引起人体很多营养素的缺乏。最容易缺乏的就是脂溶性维生素，如维生素 A、维生素 D、维生素 E，它们是脂溶性的，只溶解在脂质的环境里，如果没有脂类摄入的话，那就很难吸收利用。

比如，缺乏维生素 A 就会有夜盲症，孙思邈的《千金要方》中就有记载，吃动物的肝脏就可以治疗夜盲症，因为里面含有大量的维生素 A。如果缺乏维生素 D 就会骨质疏松，但是如果没有脂类的摄入，维生素 D 的吸收利用也会出问题，维生素 E 也是一样。

所以，我们不建议纯吃素。如果确实喜欢吃素食的话，可以"蛋奶素"，这样的话就能保证脂类、蛋白质以及各种各样营养物质的吸收。

另外，我们发现如果是非常坚决的素食主义者的话，血中有种叫同型半胱氨酸的物质会升高。这个同型半胱氨酸也是冠心病发病的危险因素之一，也就是说吃素未必就不会引发冠心病之类的动脉粥样硬化。

所以，用一句话来总结：根据人体的构造，人体还是应该保证食物的多样性，荤素搭配，以素为主！

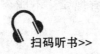

扫码听书>>

032 《内经》中的长寿奥秘

世界卫生组织曾指出：长寿 15% 取决于遗传。遗传基因跟长寿非常相关，如果你家的老人都是活到 99 岁，那估计你也是长寿的。而如果家族里面有慢性疾病的遗传史或者是癌症家族史，很有可能就会在你的生命过程中出现各种问题。

长寿还有 10% 取决于社会条件。出生在兵荒马乱时期的人和出生在和平时期的人寿命是绝对不一样的。战乱、武装冲突等对人的寿命也是非常有影响的。

长寿还有 8% 取决于医疗条件。生病以后及时去医院治疗也是能延长寿命的。医疗条件还包括公共卫生，公共卫生做得好，那人群整体健康的诉求都能得到满足，寿命也会更长。

长寿还有 7% 取决于自然环境。生活在山清水秀的地方和生活在污染遍布之地的人，其寿命也是有很大区别的。

以上加起来，一共是 40%。

而长寿，还有 60% 取决于生活方式。

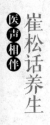

《内经》中就提到了很多相关的养生问题。翻开《内经》，其中有一篇叫《上古天真论》，以黄帝和岐伯对答的方式，向我们娓娓道来：

"上古之人，其知道者，法于阴阳，和于术数"——上古之人了解自然规律，养生就会合乎自然规律。

"食饮有节"——就是讲生活方式，吃饭、喝水欲望都要有节制。

"起居有常"——生活起居要有规律，不能今天晚上十点睡，明天十二点睡，后天凌晨两点睡。

"不妄作劳"——不要经常透支身心。

"故以形与神俱，而尽终其天年，度百岁乃去"——原来要活到一百岁，要知道自然规律，生活也要有规律。

"今时之人不然也，以酒为浆，以妄为常，醉以入房，以欲竭其精，以耗散其真"——这就跟现代人的生活很像了，喝酒、喝饮料，不喝水，作息不规律，中午不醒，半夜不睡，通宵玩乐是一种常态。虽然现在不再强调性生活会伤害身体，适度性生活还是很好的，但是喝醉酒行房事是不好的，从优生优育的角度上说这样受孕的孩子肯定有问题，这时候只知道自己的快乐，把自己的真气、肾精都耗竭肯定是不当的。

"不知持满，不时御神"——要谨慎地保持充满的精气，让自己的身心都满一点，时时调理自己的精神。

"务快其心，逆于生乐"——只知道现在的快乐，而和养生之道的快乐相背。

"起居无节，故半百而衰也"——作息没有规律，所以这样的行为不管在古代还是现代，半百就会衰老。

这段话从正反两方面反映出，真正的生活方式、生活作息是自己能够控制的，这60%决定寿命的因素，如果做不到的话就会"半百而衰"。

那么，我们应该怎么办呢？

在黄帝和岐伯的对话中有这么一段话："虚邪贼风，避之有时，恬淡虚无，真气从之，精神内守，病安从来。"

前面讲的是疾，后面讲的是病，二者是有区别的。

"疾"，病字头底下一个矢，说明"疾"是外来的病毒、细菌这些微生物、瘴气、邪气，从外而来，像箭一样射向你，这种"虚邪贼风"要躲避。各个季节都有特定的疾病，这种外来疾病要想办法避开它，就像PM2.5超标的时候不要在户外跑步。

除了避开以外，还要避免由于人体内在的正气不足而造成受到外界的侵害，这就是"病"。病字头下面一个丙，"东方甲乙木，南方丙丁火"，这个丙代表火，指的是心火，如果心神不宁，心火旺盛，整个人体的精神状况、内环境不是很安宁，就会被外邪入侵。当我们在"恬淡虚无，少思寡欲"的情况下，体内的真气流动得非常畅快，而且有着满满的正气。"精神内守，病安从来"，古人很强调精神情志的平和，那样人体内在的环境就能保持一种完善的状态。

古人抵御外邪的能力其实没有现代人强，现在有各种各样的抗生素，对于外界的病毒、细菌，有各种防疫的措施，但古人很少，所以只能从提高自己机体的抵抗力、完善人体的免疫力来着手，就一定要保持精神状态的完好。如果一个人有焦虑、抑郁的情绪，或者特别着急，心神一乱，往往免疫功能就会受到影响。

《上古天真论》接着又举了几个例子：

"是以志闲而少欲，心安而不惧，形劳而不倦，气从以顺，各从其欲，皆得所愿"——这段话的意思是说一个人神智比较平和、少思寡欲、心安的时候就不会对未来充满惧怕。

"形劳而不倦"——人体需要劳作锻炼，但是不要做到疲惫的程度。

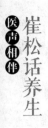

在气特别顺的情况下，都可以得到自己想要的东西。

本来欲望就不多，这样各得所愿，就得到了满足。得到心灵满足以后，人就会产生以下的现象："故美其食，任其服，乐其俗"——吃什么东西都觉得非常美味，穿什么衣服都觉得非常舒服，各种生活习俗都乐在其中。

"高下不相慕"——钱多钱少、位高位低都互相不羡慕。

"其民故曰朴"——这种人民都是非常朴实的。社会风气如果都很朴实，人民也能得到长寿。所以，《内经》说："是以嗜欲不能劳其目，淫邪不能惑其心，愚智贤不肖，不惧于物，故合于道。"

如果做到了以上的状态，各种外来的诱惑就不能吸引目光，就不能扰乱心情，就不会被诱惑。各种愚钝的、聪明的、贤达的、不孝的人都不被外界所干扰，也就是说不以物喜，不以己悲，都能够合于养生之道。

"所以能年皆度百岁而动作不衰者，以其德全不危也"——这样就能活到百岁再故去。这里的德是说道德高尚或者人际关系融洽，这样对身体就没有危害。

解读了这段《上古天真论》，能发现确实很多方面与世界卫生组织所说的一一对应，特别是生活方式的改变。很大篇幅都在讲"节"，就是节制，这就是中国传统文化强调的不要太过头，什么都可以吃，但是不要吃太多；可以运动，但是不要太猛，要有节制。

中医文化里还有一个字也很重要，那就是"顺"。顺应自然，该来的时候就来，该走就走。我们要顺着大自然春夏秋冬的变化，来做自身的一个调理，自然天人相应。

这篇《上古天真论》除了"节""顺"，和对饮食、起居、精神调适的规律做出一些指导以外，还对人和社会的关系，以及社会整个状态和健康的关系也做出了很多引领性的指导：我们要少思寡欲，不要拼命地追求各种欲望，要懂得知足常乐，这也是现代社会的人应该去追求的一种方向。只有这样，社会在发展的同时，人类的健康才能得到保全。

 扫码听书>>

033 海拔与健康的神秘关系

《论语》有言："智者乐水，仁者乐山。"每个爱好旅游的人徜徉在山水之间，是件非常惬意的事情。

可是，度假是选择去海边，还是去登山？除了个人的喜好以外，海拔往往是一个重要的参考因素。因为人类到了海拔 3km 以上就有可能出现各种各样的不适，我们称之为"高原反应"。

但是，人为什么会出现高原反应呢？

在海拔 3km 以上的空气当中含氧量降低，海平面空气的含氧量是 21%，而 3km 以上空气当中的含氧量只有百分之十几，那就会引起人体缺氧。

人体反应最灵敏的器官就是脑，缺氧以后脑动脉扩张，心跳加速，然后血液就更快地被输送到脑中，大脑处于充血状态，所以有时候会出现头痛、头晕、兴奋、失眠等症状。如果缺氧继续加重，脑细胞就会水肿，从而出现脑水肿，这是比较危重的情况。

肺脏也会出现缺氧，早期觉得呼吸急促、胸闷心慌，如果重的话也会出现肺水肿。轻症的高原反应只是各种不适，重症可能出现生命危险。

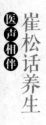

所以，去高原地区的人都会担心，并且想要做一些预防性的措施。

其实我们登山时，只要不是太快地一下子到海拔高的地方，我们的身体是可以逐渐适应的。或者到了一定的海拔高度后，停留两三天，然后再慢慢地往上爬，身体也会适应的。因为这些急性的高原反应人体有逐渐代偿的能力。

但是，还有一些是慢性的反应，比如红细胞增多。人体血液当中，红细胞携带氧气运转到全身各处。在缺氧状态下，人体会想：是不是运送氧气的器官变少了呢？于是就会发出一个错误的指令，来让红细胞增多。其中人体会分泌更多的促红细胞生成素。本来正常人体的血红蛋白十二三克增长到十六七克甚至到 20 克，越来越多的红细胞不但不能起到增加运送氧气的能力，反而使血液变得黏稠、流动得更慢，引起一种疾病，叫"红细胞增多症"，它会加重缺氧。

那为什么生长在高原的人不会出现红细胞增多呢？

因为他们千百年来不断地进化。进化决定了当人体缺氧时不增加红细胞的数目，而是增加每一个红细胞携带氧的能力，人体不再过度分泌促红细胞生成素，不会无限制地增加红细胞的数量。当然因为科学家发现了在高原由于缺氧可以增加促红细胞生成素，我们也可以通过它来提高运动成绩。因此，运动员在真正比赛之前都会去高原进行训练。

在一定的海拔高度下进行大运动量的训练时，由于缺氧给人体一个刺激，就会短暂地引起促红细胞生成素分泌增多，这时会促进红细胞增加，携氧量也就增加。当然，这种训练也不能长期进行。否则，血液就会黏稠，又会造成缺氧。

因此，红细胞增加到一定数目、携氧量非常好的时候，就从高原到平原去参加比赛。这样，携氧量比正常人多，成绩就可能比以前要好。这就是高原训练的秘密。

那么，我们如何去预防高原反应呢？

首先要知道哪些人容易有高原反应。

老年人比年轻人少，女性比男性少，瘦的人比胖的人少。大家发现其中有什么规律吗？好像强壮的一方比稍微弱一点的一方更容易有高原反应。这是因为更强壮的人代谢更旺盛，对氧的需求量也就更大。年轻人、男人代谢更旺盛，胖的人比瘦的人需要的氧更多，所以到了高原，没有那么多氧的时候，就直接"趴下了"。反而是那些身材比较矮小、平时看似手无缚鸡之力的老翁、女性，倒好像没有什么反应。所以，在去高原之前，不建议大家进行体育锻炼，不要把人体的代谢机能锻炼得非常旺盛，到了高原没有氧气的时候，反而会觉得不舒服。

有些问：我不锻炼，有什么药可以预防高原反应呢？

这主要分两方面：

第一是预防，我们可以提前吃，比如高原出产的红景天、丹参。可以起到活血作用，让血液流速快一点，带氧能力强一点，可以抗疲劳。还有中药黄芪、党参，可以补气，也有抗疲劳的作用。

第二是用西药，主要用来预防水肿。前面说到在高原会出现肺水肿、脑水肿的情况，所以我们要带一些利尿剂、激素类药物。当我们出现水肿时，及时应用，通过小便把水肿先排掉，就不会引发危险的肺水肿、脑水肿了。但是，一旦出现严重的高原反应，最关键的不是吃这些药，而是迅速下撤到低海拔地区进行高压氧舱治疗，这是最有效的。

最后得跟大家说一件我亲身经历的事情。

2009 年，我和几个朋友一起去了四川的黄龙。黄龙的海拔是 3500m 至 4000m。缆车上去以后海拔一下就到了 3000m 以上，走了没几步路，一个年轻的姑娘就说头晕胸闷，蹲了下来。旁边就是一个吸氧站，她就赶紧进去吸氧。吸了两口，小姑娘马上生龙活虎起来。可是一出去走了几步又蹲下来了。后来我看到她这样，给她一个空的塑料袋罩住口鼻，

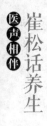

然后让她罩着口鼻往前走，呼吸袋里的空气，吸着吸着反而越走越快，完全没有胸闷、气急的症状。她就问："这个袋子里装氧气了吗？"

这个袋子里当然没有装氧气，但它为什么会有用呢？

其实3000m的海拔对身材娇小的女性来说不一定会出现高原反应，但是由于害怕、紧张，就会过度透气，反而把体内的二氧化碳呼出过多，在医学上叫"呼吸性碱中毒"，会出现胸闷、气短的症状。所以，把塑料袋罩在口鼻上，把自己呼出的二氧化碳重新吸进去，这样很快就能调整体内二氧化碳的平衡，胸闷的症状也就缓解了。这个高原反应是"伪高原反应"，是精神紧张引起的。

所以，当你出现高原反应的时候，先告诉自己可能是紧张，不要害怕，然后多吃点有热量的东西，因为寒冷和饥饿可以消耗我们的体力。定下心，整装待发！

扫码听书>>

034 CT、核磁共振应该做哪个

首先从原理上来说，X射线又叫伦琴射线。发现X射线是个偶然。伦琴发现X射线透过手成像后显示的是一个手的骨骼，可以看到手的"里面"。从此以后，X射线就被应用于很多地方，其中医疗上最主要的就是影像科、放射科。我们可以拍胸片，拍骨骼X线片，拍服钡餐后胃肠的 X 线片，拍乳房的钼靶片等。

那么，X 射线成像的原理是什么呢？

这是因为人体内部组织的密度不同，所以射线穿过身体时，有些地方能穿透，有些地方不能穿透。比如肺脏被穿透后，在 X 线片上就是黑的，因为它没有阻挡，胶片能够全部曝光，所以呈现出来是黑的。而骨骼不容易穿透，显示出来就是白的。骨骼边上有好多组肌肉，而在 X 线片上都是模糊的一片，这因为密度相近，所以没法区分。

那么，我们拍胸片都显现什么内容呢？

肺——前面的肺、当中的肺、后面的肺。

心脏——心脏的前面、心脏的后面。

纵隔。

气管，还包括了食管。

这么多器官都在一张片子上面，所有器官的影像前后压缩，变成了一张平片。所以，X 线片是很多很多器官重叠在一起，一张片子包含的元素太多，没有办法分清。

于是，人们就想办法把这些重叠的影像拉开，CT 也就应运而生。CT 是按横断切开，把人体切成十几到几十段，每隔 1cm 或者 0.5cm 地切，切完以后可以在图像上看到每一段里面有什么。不一样的节段呈现不一样的脏器，这样就把人体各个部位的器官和结构拉开，使我们可以看得非常清楚。这就是 CT。

那么，问题又来了。如果一个肿瘤小于 1cm，我们按照 1cm 为单位切的话，正好没切到怎么办？那我们螺旋切，不是直接按横断切的话就不会把当中的东西漏掉了，这叫螺旋 CT。

CT 的发展已经非常迅速了，但是有些组织密度的差别还是比较小，

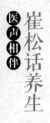

就得再用造影剂提高对比度，来显示各个组织的不同。造影剂有个缺点，就是容易过敏。

但是，CT 和 X 线检查都有一个缺点：它们对软组织密度相差不大的地方难以区分。于是，就发明了核磁共振。

大家都知道，核磁共振不用 X 射线，没有辐射——这是它的第一个优点。

它的工作原理是共振人体的氢离子。我们人体有很多 H_2O——那就是水！所以，有水的地方氢离子多，反之则少，也就是说有水的地方核磁共振做得清楚，没水的地方就做得不清楚。

骨骼和钙化的地方水最少，所以如果你骨折了，说要拍个骨的 X 线片是可以的，做个骨的 CT 检查也可以。但要是做骨的核磁共振扫描，那我劝你还是别做了，因为核磁共振看不清楚。但是，骨骼边上的那些肌肉、关节的软组织、韧带等本来 CT 检查是看不清楚的，核磁共振扫描却一览无遗。这条肌肉和那条肌肉的区别，分得清清楚楚。所以，那些篮球、足球运动员受伤首选的检查方法就是核磁共振。肌肉拉伤了，核磁共振能分辨哪一根肌腱受损、损伤到什么程度，都一清二楚。

除了肌肉、韧带含水较多以外，脑的含水量也很多。所以，脑部做核磁共振扫描也非常清晰，脑瘤一类的疾病就不会漏掉。因为核磁共振是氢粒子的共振，脑内只要发生了微观的化学变化、物理变化或者是新陈代谢变化，即使这个变化还没有达到影像学可以分辨的程度，核磁共振都可以显现。所以，从某种程度上说，核磁共振已经从一个单纯的影像学扫描变成了一个化学扫描，可以看得出一些早期的变化。

比如说脑梗死，脑部血管堵住了，其实在早期局部有些缺血，脑部还没有缺血坏死的时候，CT 检查往往看不出来，而核磁共振能显示出异常，什么地方有缺血、什么地方有水肿，为早期诊断赢得了时间。

我们可以用"溶栓"的方法，把堵住血管的血栓溶解，从而解救脑梗死。但是"溶栓"治疗的时间窗在 3 小时以内，最晚不超过 4.5 小时，超过时间窗就没用了。CT 检查在 4.5 小时内如果还没有办法发现脑梗死，就可以做核磁共振，能发现最早期的脑梗死，这就是它非常突出的一个贡献。

前面说到，普通的 CT 只能做横断面，那转一个面检查可以吗？用专业术语来说就是：CT 能做冠状面或矢状面检查吗？事实是，这些 CT 都无法做到。但是核磁共振可以不受任何限制，这是它的第三个优点。

还有，核磁共振较少使用造影剂，不像 CT 显像不清的时候可以用造影剂，就容易发生造影剂过敏。

以上说了很多核磁共振的优点，它也有缺点。

CT 检查时间得快，而核磁共振检查时间慢。

做核磁共振扫描的时候会给你一个耳塞或者一团棉花，因为检查的时候机器会发出很怪的声音。

有幽闭恐惧症的人不能做。

核磁共振的分辨率低，对于那些时刻活动、跳动的部位，如心脏、肺会显影不清。

还有，核磁共振利用的是磁场，如果体内有含铁金属的东西就不能做。比如有起搏器的病人，因为身体里面有金属的部分，磁场会吸引起搏器电极移位，而且磁场切割磁力线会产热，所以不能做核磁共振。

现在各个起搏器生产厂家都在致力于把植入身体的金属部分含铁量少一点，而其他不会受磁场干扰的金属多一点，比如钛就不受磁场干扰。现在也有抗核磁共振起搏器了，这是技术的发展。

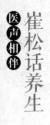

但是，如果你补了牙，或者装有金属的假牙，这些可能会在核磁共振中发生危险。这就是核磁共振受局限的地方。我们经常开玩笑地对病人说：你身上不管是手机、磁卡，包括信用卡、贵宾卡，一概不要带进核磁共振室，否则会全部消磁！

当然，核磁共振还有一个很现实的缺点，那就是贵！

如今，CT检查技术又有了更大的发展。因为除了X射线扫描以外，CT检查还有个很大的辅助计算机系统。因此，当计算机技术有革命性的发展的时候，CT检查技术亦会发展。现在的CT检查不但可以做横断面的，还可以切得越来越薄，获得的信息越来越多，并通过计算机技术进行直接三维重建，就可以看立体的图像了。

最后总结一下：

如果你是想看骨骼，想看大脑有没有出血，想看肺、心脏，做CT检查更适合。

如果你想看的是大脑除了出血以外的其他病变，包括缺血、梗死、脑瘤；想看肌肉、关节韧带病变，想看内脏的很多器官，做核磁共振更适合。

所以，有时医生先让你做CT，然后再让你去做核磁共振，不是他没有想法或者是盲目地检查，因为的确有些部位做核磁共振更好，有些部位做CT更好。

 扫码听书>>

035 千杯不醉有诀窍

总有人问我："崔医生，你是医生，你是不是不抽烟、不喝酒？"

我确实是不抽烟，但是我喝一点酒。因为世界卫生组织建议：禁烟！限酒。烟百害而无一利！不能抽！酒可以喝一点，少量饮酒有益于健康；而过量饮酒，当然也是有害而无益的。

那么，酒为什么会产生呢？

在各个文化里面都有酒。在早期，酒是珍贵的东西，都是用于奉献给神灵、祭祀、朝拜。人们喝了酒以后会有精神的愉悦感，这和很多地方出现了烟草、咖啡、茶叶一样，都可以让人产生一定程度的愉悦感。

世界各地的酒，由于各个地方文明的发展进度不一样，要求不一样，产生的酒也不一样。比如说葡萄酒，它是佐餐酒，也就是说不同的酒配不同的食物。像吃牛肉要喝红酒，因为它里面的单宁成分有助于牛肉的消化；吃鱼虾的时候要喝白葡萄酒，它可以解腥气。葡萄酒可以让食物变得更加美味、更加容易消化。

为什么说西洋的酒配中国菜不适合呢？因为西餐中大虾就是大虾，牛排就是牛排，而中国菜是各种食材炒在一起，你说是以海鲜为主？蔬菜为主？还是肉类为主？所以，不像国外，酒有一种佐餐助消化的作用。

在中国的很多场合，人们喜欢喝的是白酒，就直接跳过佐餐这个阶段了。如果一桌子都是大老爷们儿，大家都在喝白酒的时候，往往菜吃

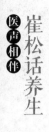

得比较少；而如果都是妇孺，那可能一桌菜都吃光了。因为喝白酒往往会抑制胃口，但是为什么那么多人喜欢喝白酒呢？

因为喝白酒会直接产生一种微醺的感觉，直接就有精神兴奋的作用。而红酒除了佐餐以外要喝得多一点，才会有兴奋的感觉。所以，当酒精变成了直接从精神上享受的时候，就没有佐餐的作用了。

那为什么有些人喝酒容易醉，有些人喝酒不容易醉呢？

那是因为人体分解酒精的酶有多有少，释放的速度不一样。有一个字叫"醋"，左边一个"酉"字，右边一个"昔"字，"酉"字一看就知道是酒的意思，而"昔"字上面是一个"廿"也就是"20"的意思，底下一划，再底下一个"日"字，就是"21 日"。

古代有这样的说法：酒酿不好，酸了就变醋。其实就是说酒酿得过头了，21 日就变成醋。化学上来说，酒叫乙醇，醋叫乙酸。乙醇脱氢变乙醛，再脱氢就变成乙酸。也就是说，酒最后会变成醋。酒喝进去以后也是这样的过程。酒到了体内，肝脏的乙醇脱氢酶，把乙醇脱掉一个氢，乙醇就变成了乙醛，然后再经过乙醛脱氢酶脱掉一个氢变成乙酸。经过这么一分析，好像喝酒也挺没劲儿的，酒喝进去以后全变成醋了。

确实，有些人（这些化学反应）变得快，就酒量大，有些人变得慢，就酒量小。

而有些人脸容易红，是怎么回事呢？

因为他们体内缺少第二种酶。当乙醇变成乙醛，乙醛有强烈的扩血管作用，会引起脸红，浑身皮肤发红。如果他们缺少乙醛脱氢酶，乙醛就没办法变成乙酸。乙醛在体内大量蓄积后就出现了这些副反应。

所以，喝了酒脸容易通红的人其实不适合喝酒，乙醛的毒性比乙醇要大得多，情愿酒精多一点，也不要乙醛多。

如果非得喝点酒，又不想醉，该怎么办呢？

首先，要搞清楚酒精的吸收。酒精不像其他食物要到小肠才吸收，酒精在胃里就被吸收了。如果空腹喝酒，酒精马上就吸收、入血，一会儿就"上头"了。所以，如果想让酒精吸收得缓慢一点，可以在喝酒之前先吃点东西，比如喝杯酸奶、吃点饭、吃点麦片等，都有一定的作用。当然，作用最好的是吃点油炸或者油腻的东西。受胃排空的影响，吃进去碳水化合物或者喝杯水，一会儿就排空了；如果是吃点油腻的东西，可能需要两三个小时才能排空，能帮你"垫一垫"，让酒精吸收缓慢，不要在胃里就吸收了，而是慢慢地到小肠再吸收，这样酒精浓度就不会一下子增高而醉酒了。

如果酒精进入小肠，已经吸收了以后，它还有一个挥发作用。怎么挥发掉呢？

通过说话、唱歌！有些人喝了酒以后喜欢唱歌，比如蒙古族，唱一个"长调"，喝口酒再唱个"长调"。通过唱长调把酒精挥发掉，最多能散发 30% 的酒精。也就是你喝进去的酒精 30% 可以通过说话、唱歌来挥发掉。

那还有没有别的办法能让我们喝进去的酒精早点排出呢？

可以先通过汗液排出！如果你觉得不太能喝酒，又非得喝一点儿的话，可以把空调温度调得高一点、热一点。喝了酒会更热一点，就会出汗，出汗以后一部分的酒精就随之排出了。

有没有碰到过这种情况：一个醉酒之人，可能 3m 之外就能闻到酒气。就是因为排出的汗会带出一部分的酒精。据统计，出汗最多能排出 20% 的酒精！

如果前两个步骤已经完成，一半的酒精就被挥发、排出了。再加上一半的酒精在胃里被"挡"住，没有吸收。这样的话，你的酒量就可能变大了。

其实，这不是在纵容大家喝酒，一定要告诉大家：喝酒多了非常有害健康！要记住 3 个"五"！如果每天喝酒超过 50g 酒精，相当于白酒 100g，每周超过 5 天，连续 5 年，患酒精性肝硬化的可能性就会高很多！

那么，安全喝酒量是多少呢？

每天少于 20g 酒精，相当于 1 两不到的白酒，2 罐啤酒，或者是红酒 150～200mL。这样的酒精量有益健康，也不会出什么问题。

总结一下：

如果实在需要喝酒，就用我教你的一"垫"、二"唱"、三"出汗"，加快酒精的排出，让人体减少因酒精而引起的危害。

扫码听书>>

036 风度和温度能兼得吗

所谓"春温、夏热、秋凉、冬寒"。说到冬天，我们会感觉天寒地冻的，自然环境严酷，所以各种各样的慢性疾病很容易在冬季发作。

当然还有一句"春生、夏长、秋收、冬藏"。冬天是封藏的季节，是应该把东西藏起来的季节。所以，在冬季应进补一下、调养一下身体。

所以，冬天要在不得病或者少得病，不消耗自身元气的情况下，根据自身条件去调理身体。所以，我们要先讲一下怎样去预防疾病。

首先，冬天的特点就是寒。

中医学认为：

寒主收引——"寒"了以后，会出现往内收的感觉，经脉拘紧，关节痉挛疼痛。所以，冬天关节疾病发作也会增多。

寒性凝滞——"寒"了以后水会结冰，血液也会流动得慢一点，流动得没有那么畅通，叫凝滞。所以，心脑血管病的发病率也会高。

寒伤阳气——有些人会手脚冰凉，倦卧，动都不想动；有些人会夜尿清长，起夜多。这些都是阳气受损的表现。

冬天，首先要预防的就是心脑血管疾病。

如果有这些疾病的人，可能要在活血的力度上加大一点，让血液能够流动得快一点。同时还要注意保暖，让身体不要那么"寒"。我们可以用一些温性的药物，或者像生姜、龙眼、羊肉等一些温性的食物，可以让阳气多一点，同时也可以帮助血液流通。此外，天气寒冷，血压容易高，各种各样的心脑血管疾病发生的概率就大，故要提前预防血压升高。

俗话说："秋风起，蟹脚痒。"要去吃螃蟹的时候就该注意可能血压要开始升高了。一旦血压升高，马上加点药，这叫"治未病"。"治未病"除了未病先防之外，还有既病防变！有了高血压，要注意不让它发展成中风或者心肌梗死。

第二，要预防肺系疾病。

冬天是慢性阻塞性肺病、老慢支等病好发的季节。而这些疾病往往都是由受寒诱发的，故需要保暖。

那么，在哪些部位保暖呢？

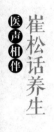

颈部的保暖——中医有个叫"天突"的穴位，就在锁骨当中的凹陷处，其实这里的皮肤非常薄，里面就是气管，所以"天突穴"很容易受到寒气的入侵。

头部的保暖——脑后有"风府穴""风池穴"。一听到"风"就知道了，俗话说："神仙也怕脑后风。"

这些地方受寒了以后很容易引起人体和经络的一系列疾病。所以，如果确实有肺系疾病，不妨围个围巾，前前后后都把保暖工作做好。

第三，就是要预防关节疾病。

现在爱美的女士特别多，经常会说"要风度，不要温度"。经常穿裙子和稍微厚一点的袜子。但在冬天寒冷的时候，关节很有可能已经受寒了。现在可能不觉得，等年纪稍微大一点的时候，就会常听到有人说："哎哟！我的老寒腿！"这就是当时种下的病根儿，感觉关节老是屈伸不利，老是痛，这是中了"寒邪"。

所以，在寒冷的时候，就稍微少一点儿美丽，不要老是追求"美丽冻人"。健康才是第一位的，要保护好我们的关节。

除了刚才所说的祛病强身，我们也需要去调补。那进补有些什么原则呢？

首先，要考虑要不要进补？要分清楚几对矛盾。

第一，是虚还是实？"虚则补之，实则泻之"。现代人和古代人不一样，《内经》成书的年代是食物匮乏的年代，不太容易吃饱吃好。可现在营养状况都非常好，我们说得更多的是营养过剩。由于营养过剩导致疾病，长期患病才使人体"虚"。还有很多人，吃得多导致肥胖，痰湿、血瘀很厉害。如果这个时候还去补，那就是抱薪救火。所以，一定要让医生判断清楚是虚还是实。如果是实，千万不要补，先泄掉一点，否则过犹不及，"实"也是一种毛病。当然如果是虚，那就按照中医寒热、气血、阴阳，调理一下身体。

第二，是通还是补？是把身体调理得通畅一点，还是感觉身体不够需要补一点。我们要保证人体各个内环境的通畅，包括二便的通畅、七窍的通畅、血脉的通畅、汗孔的通畅、女性月经的通畅。如果这些都不通畅的话，就算补进去了，也不能到达病所。如果不通的话，就算要补，也要先使全身气血畅通，然后再进补，那就有事半功倍的效果。

第三，动和静之间的关系。"补"不单单只是"药补"，我们吃膏方也好，吃补品也好，那都只是吃。但是人体是分形和神，也分动和静的，所以我们要解决动和静的矛盾。除了静态的药补以外，我们一定要活动自己的身体。比如华佗的五禽戏、太极拳以及现代的八段锦，都是动静相宜的锻炼方法。

你的形体经常进行运动，才能有活力，才能让体内的物质燃烧，才能进行营养代谢。否则，这些补进去的东西都是碍滞不动的。所以，不能只想着进补，还要运动，这对我们的身体也是非常有好处的。特别是冬天，会因为穿得多、像大笨熊一样不太运动。其实在家里完全可以用中医养生保健的功法来达到强身健体的目的。

总结一下：

冬季养生，就要注意两方面：首先要祛病强身，然后才是进补、调理。

·心脑血管篇·

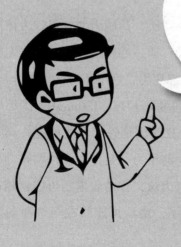

现代社会，最致命、最凶险的疾病是什么呢？心脑血管疾病，这个答案恐怕没有人会觉得意外。因为它太常见、太高发啦。可是，即便如此，我们对这类疾病又真正了解多少呢？我们所获取的医学信息来源，都是准确的吗？我们如何判断真伪？又如何正确防范疾病的突袭呢？

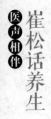
扫码听书>>

037 你的血压正常吗

如今，身边患高血压病的人越来越多了。

那血压是怎么回事儿呢？

其实人体还真离不开血压，这个"压"是压力的意思。人体的循环系统得以正常运行源自于心脏的搏动，通过心脏的收缩、舒张，使血液形成循环。血液在血管中往复运行就靠压力，这个压力就是血压。

而血压有两个，经常说血压 130/80mmHg，130mmHg 就是平时老百姓所说的"上压"，又叫收缩压。收缩压是怎么形成的呢？其实就是心脏把血液挤进血管时，收缩所产生的压力，是把血液往前推动的原动力。如果你的心脏搏出量越大，越有力量，你的收缩压可能就越高。但是过高了也不好，血管的压力太大了，最后可能就在一个薄弱的地方破了。

另外一个压力叫舒张压。你会想：心脏舒张时没有把血液挤到血管怎么会有压力？其实血管里的血液本身对血管有负荷，叫容量负荷。这个容量负荷对血管壁的张力就叫舒张压，是反映整个血管张力的非常好的指标。

所以，每个人都有两个压力——收缩压、舒张压。这两个压力在年轻人和年老人身上不一样。年轻人舒张压容易高，为什么呢？因为年轻人容易加班、熬夜、精神紧张，压力太大以后血管不自主地会收缩，有时会痉挛。血管本身里面有这么多血液，一收缩的话压力就更大了，所以舒张压容易高，也就是说"下压"容易高。

经常听到年轻人说：医生，我的血压经常 130/100mmHg，脉压差这么小怎么办？其实倒不是脉压差上的问题，而是"下压"就不应该到100mmHg，这就是中年舒张期高血压。世界卫生组织早就明确提出这种高血压是心身疾病，不仅仅是身体出问题了，而且心理状态也失衡了。

而老年人不一样，我们经常碰到自己家的爷爷、外公要量血压，量下来上面（收缩压）180mmHg、下面（舒张压）80mmHg，这脉压差怎么差那么多！其实是上压（收缩压）太高了，不应该 180mmHg！如果是 130/80mmHg 的血压就挺好，因为老年人一方面年纪大了，全身的器官退化，输送血液时需要的压力可能就大。就像管路老化的时候，小的压力推动不了，人体会自动调节，让血压高一点。另一方面，血压是血管壁对血液的反应，血管壁越是硬化，血管的弹性越差，血管壁对血液的压力就会下降，脉压差就会增大。

简单地就说，血压 180/80mmHg 的这些老年人，他们血管的硬化程度就比 150/80mmHg 的老年人高。这叫老年收缩期高血压。

所以，老年人"上压"容易高；年轻人"下压"容易高。

男性和女性也不一样，女性在这方面比较占优势，也就是说在绝经期之前血压一般是不会升高。而且往往还低了点儿（90/60mmHg），处于血压正常值的低限。那这种情况要紧吗？我就会问：头晕、昏昏沉沉吗？乏力吗？整天想睡觉吗？如果没有这些症状，精神、精力都好，那就说明这个血压够用了。够用了就好！如果年纪轻轻"上压"就130mmHg，那到了更年期"上压"不就 150、160mmHg 了吗？

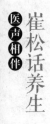

再看看不同年龄段的血压。华东地区统计 18 岁到 25 岁的人患高血压的发病率已经达到了 9.8%。那 25 岁到 40 岁呢？40 岁到 60 岁呢？高血压的发病率就更高！根据《2012 年国民营养与慢性病状况调查报告》，中国 18 岁以上居民高血压患病率为 25.2%。

所以，血压也是因性别而异，因年龄而异的。

那么，血压到底在什么范围才合适呢？

关键是"上压"。而收缩压到底多少是合适的呢？我上医学院的时候，那时的血压标准似乎是 160/90mmHg。过了几年，血压标准就变成了 140/90mmHg。为什么 140/90mmHg 是正常？这是在人群当中调查发现，超过这根"红线"的人——血压总是超过 140/90mmHg 的人死亡率高，那我们就以 140/90mmHg 作为界线。

但是控制在 140/90mmHg 就够了吗？很多人有各种各样的疾病，那血压更低一点是不是更好呢？

在 2004 年的指南（《中国糖尿病防治指南》）中就写道：如果你是糖尿病病人，希望你血压能降到 130/80mmHg，因为你已经有糖尿病对人体的损害了，血压控制得低一点对人体的损害稍微小一点。于是在 2007 年到 2010 年期间又做了很多临床试验，把那些比较重的糖尿病病人血压降得低一点，观察能不能有额外的获益。结果出乎意料，血压降得很低的时候，死亡率却上升了！也就是说血压不是越低越好。

所以，还是咱们中国哲学中所说的中庸之道，血压控制在正好的范围，恰到好处，不要追求过分的低，也不能让它过分的高。

2010 年，确定高血压全世界的标准，只有 140/90mmHg 一个标准。不管是什么样的病都是 140/90mmHg。这样的情况又过了两年，真的没有改变了吗？糖尿病的病人还是觉得低一点比较好。所以又做了些微调：如果有糖尿病，血压控制在 140/85mmHg，有一些国家建议控制在

135/85mmHg，但是再也没有说血压越低越好。

既然血压以140/90mmHg为标准，那么任何年龄阶段都是这个标准吗？

并不是！美国的指南把血压标准按照年龄有所调整。60岁以上的人上压（收缩压）150、160mmHg也行，年龄越大，血管硬化，确实小的压力也不行，没有达到供血的目的。中国的指南比较折中，70岁以上，血压控制在150/90mmHg可以接受。如果未服药的情况下，你的血压是120/80mmHg，这叫理想血压，那就恭喜你了，你的血压太标准了。但对于很多老年人来说，它仅仅是个理想而已。

后记：

2017年美国高血压指南又把诊断标准调整为大于130/80mmHg。而2018年欧洲高血压指南和我国高血压指南并未接受这一标准，仍旧保持大于140/90mmHg为标准。可见，血压标准之争还在继续！

扫码听书>>

038 哪些人容易患高血压

血压的高低与很多因素有关，比如遗传、血容量、血管的紧张度，以及情绪、年龄等。从中医学的角度来看高血压，经常从"五脏"来论治，肝、心、脾、肺、肾都与血压的形成相关。其中，中医的"肝"与

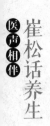

血压的关系最大。

一般来说，哪些人容易得高血压呢？

第一种，火气大的人。

这类人往往表现为冲动，容易发火，脾气很大，一发火就面红耳赤，特别着急，出汗、手抖等。这类人就是中医所说的"肝阳上亢"体质，阳气太旺盛了，会一下子冲到脑袋上，就容易脑出血，突然倒地就死了。所以，这类人容易得高血压。

对付"肝阳上亢"的办法就是"平肝潜阳"，把阳气往下引。对于这类人来说，不能吃太多热性的东西，而是应该吃凉性的东西。并且需要进行安静的运动，比如瑜伽、太极，而不是拼命跑步，或者是竞技性的活动，他们需要的是安静、舒缓。

第二种，压力大的人。

这类人往往表面看上去都挺好的，做事要求完美，但是他承受的压力非常大。尽管不表现出来，外在看起来很完美，但是很多压力都被他内化、压抑下去，让内在的压力非常大。典型的表现就是脉搭上去非常"弦"。这个"弦"就是琴弦的"弦"，把一根棉绳放在手上搭一搭，再把棉绳拉紧了搭一搭，感觉是完全不一样的。就像吉他或者小提琴这类乐器想发声的话，它的弦一定是绷紧的。如果脉摸上去都是那么紧绷的话，说明内在的压力非常大，以至于他的血管非常紧张，摸上去就像琴弦一样。所以，这类人也特别容易得高血压。而且这类人的高血压有个特点，就是下压特别高，而上压（收缩压）不一定高。这种情况经常发生在年轻人身上，比如血压量出来收缩压130mmHg、舒张压100mmHg，或者收缩压140mmHg、舒张压110mmHg，脉压差非常近。世界卫生组织就把这种舒张压比较高的人，定义为心身疾病，就是与心理因素有关的身体疾病。

这类人最关键的是要"疏肝解郁",当中还是有个"肝"字。因为他们容易肝郁气滞,从而出现情绪问题,特别容易情绪低落。而这类人的运动方式就是说走就走的旅行,不要完美地去策划每一次活动,那样就又掉进原先的问题里面去了,如果要把事情做得很好,极致地发挥他的完美主义,压力无形之中又变大。所以,需要说走就走,没有任何的想法,没有任何的计划,反而可以让他放松。

第三种,肥胖的人。

现代医学也认为胖人容易血压高。从中医学角度来说,肥胖的人往往外强中干,中气不足,容易打瞌睡,吃得很多,但又容易拉稀,大便比较溏薄,舌头伸出来显得比较胖而且颜色比较淡,上面的舌苔比较厚、腻、湿。中医学五行学说认为,木克土,"土"配属脾胃,脾胃如果湿气太重,会反过来让"木"没有办法抒发,"木"就会出问题。这个"木"就代表"肝",就又跟"肝"有关系了,这就叫"土湿木侮"。

所以,这类人最重要就是"健脾祛湿"。要减肥,减肥以后血压自然也就下来了。这类人一般运动能力比较差,选择的运动方式要相对激烈一点,比如跑步及有强度的爬山等。

第四种,处于更年期的人。

更年期的妇女经常出现潮热,盗汗,五心烦热,失眠,她们手上老拿件衣服,觉得冷了就穿上去,但一会儿又出汗了,"哄"一下又觉得热了,又把衣服脱了。这往往是更年期的症状。女性由于有雌激素的保护,在更年期之前的血压都比较低,到了更年期绝经了,雌激素越来越少,整个人的形态和身体的激素水平就慢慢和男性差不多了。高血压发病率在这个时期急速上升,65岁左右就跟男性相当,有一个很快的提升过程。这类人潮热盗汗的表现,中医学叫"肝肾阴虚",这又跟"肝"有

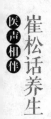

关。"肝肾阴虚"就会造成阴虚火旺，火旺则血压就升高了。

所以，对于这类人往往要滋阴降火，有滋阴降火效果的药很多，包括最著名的知柏地黄丸，但只吃知柏地黄丸肯定降不了血压，可以作为一种辅助治疗。

最后一种，是年纪大的人。

年纪大的人按照中医学的说法就叫"肝肾不足"，还是与"肝"有关。往往有怕冷的表现，衣服穿得多，体型不一定胖，表现为腰膝酸软，没有力气。人体"肝肾不足"，就会导致精力、体力处在衰退状态，不能抵御外界的寒冷，到了冬天血压就会很高。

这类人吃点温性的药，他的血压就可以降下来。但是一般来说，血压高的人不能吃很温热的东西，比如说红参、附子、鹿茸等，血压会越吃越高，但对那些很怕冷（肝肾不足）的人，吃了以后血压反而能降下来。这就是中医的辨证，和平常热性、凉性对人体的影响是不一样的，只要用对了药，就能降血压。

不管是5种人群中的哪一种，不管是"肝阳上亢""肝气郁结""土湿木侮""肝肾阴虚"，还是"肝肾不足"，高血压总是跟"肝"有关。而"肝"往往都跟情绪有关。所以，中医治疗高血压往往要照顾到情绪。

不管是哪一种类型的高血压，往往只有治疗初期的高血压或者是高血压病1级，才会用纯中药治疗。而患高血压时间长，或者血压超过160/100mmHg，往往是中西医结合治疗。

虽然加用中药以后，病人症状缓解得比较快，同时西药的剂量和种类会相对减少，但是也千万不能迷信，只吃中药，这样的话可能会贻误病情。

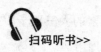

扫码听书>>

 防治高血压的误区

高血压常见的误区，我把它总结为9个字。

不吃药、只吃药和乱吃药！

第一个误区，不吃药。

其实高血压在中国的发病率特别高，尤其是55岁以上的老年人，有人认为，慢慢地就可能2∶1了。就是说两个老人中有一个是高血压，而且这个数字以每年1000万的速度在增长。而在这种情况下，全国高血压的知晓率却特别低，只有30%左右，也就是说在血压超标的人群中只有1/3知道自己是高血压。

如果不知道自己有高血压怎么会吃药呢？就算知道了，有些人也未必愿意吃药。而就算吃药了，真正能够达到治疗标准（140/90mmHg）的不到10%。

为什么患病不吃药呢？

第一，有些人是不知道，因为没症状，从来不量血压。恰恰高血压群体中起码有一半的人是没有头晕症状的，所以现在要建议35周岁以上的人每年起码要量一次血压。

第二，有些人认为高血压是遗传所致，从父母那辈起都是高血压，再怎么吃药也没用。其实时代在进步，医学在发展，以前许多看不好的疾病现在完全能看得好。不能因为有遗传因素就可以不吃药！遗传所致

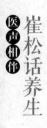

的高血压就更要吃药！有时候遗传所致的高血压发生得比较早，别人一般五六十岁得高血压，而有遗传因素的人三四十岁就得高血压了。所以，还得早吃药！这不能作为不吃药的理由。

第三，害怕副作用。在门诊出诊时，听到最多的就是：医生，这个药有副作用。说明书上面写的肝功能不全的人慎用，肾功能不全的人慎用。这个药伤肝伤肾啊！告诉大家，药物肯定有副作用，但是副作用如果大到一定的程度，就没办法上市。药物要经过动物实验，再经过好几期的临床试验，也就是人体试验后，完全能达到治疗效果，并且它的益处远远大于它的副作用时，才成为药品上市。如果把 0.1% 或者 0.01% 可能出现的副作用看得那么大，而不顾能给你带来的益处的话，那医生也救不了你。这就是只看副作用而不看好作用的"不吃药"。

第四，有的人把钱全拿去买保健品，就不吃药！我经常说：保健品和药物是针对不同人群的。保健品是对健康的人，或者只是处于健康的边缘，或者处于亚健康状态的人，用来保持健康的话，可以用点保健品。一旦跨过红线，生病了，就不是健康人了，那就不能只吃保健品，要吃药。所以，当你已经确诊是高血压，并且需要治疗的时候，如果还用保健品的话，花再多的钱，可能一点益处都没有，反而会延误病情。

第二个误区，只吃药。

有些人吃药，但他们"只吃药"，也就是说吃了药以后就以为自己进了保险箱。他们认为：我天天吃药，医生给我一种药，我就吃！吃完以后也不量血压，监测血压达标了没有，他们觉得没有头晕，血压一定是正常的。如果只是通过症状，头不晕就行，那是错误的。因为血压没有达到 140/90mmHg 这个标准，吃了药也是白吃；或者高血压引起众多并发症没有得到控制，这样吃药也是白花钱。所以，吃药的同时必须自己在家里也测血压，并且记录下来。这样的话，当复诊的时候能给医生看，作为继续治疗或是做出调整的参考。

而且有些人对降压药的敏感性特别高，吃过药以后血压快速降低，但是不监测血压，继续吃药，血压就更加低。血压太低了也会头晕，有些人认为头晕大概就是血压高了，就再吃一颗降压药。我就碰到过这样的病人，吃了一颗降压药后头晕了，觉得自己血压一定还高，就再吃一颗，后来直接摔到地上了。

还有一种情况，有些人吃了降压药以后，监测血压，确实控制得还可以，但他不再复诊了。因为他觉得他的高血压已经好了。其实定期复诊还是必要的。第一，要监测药物的副作用，有些药会引起咳嗽，有些药可能会影响肾功能，有些药吃了可能心率会变慢，有些药吃了心率会变快，如果不监测的话，我们就不知道药物的副作用会不会发生，医生就没有办法根据你的情况调整用药。第二，要监测高血压可能会引起的损害，比如说心脏、脑、肾脏、眼等。经常要查一查这些器官，用医学术语来说，叫靶器官。血压那么高，就像高压水枪，这高压水枪一下就飙到心脏、脑、眼睛、肾脏的血管，那这些血管都可能会出现问题。吃了降压药以后，就需要检查这些器官有没有出问题。如果这些器官已经有问题了，我们可以调整用药来做一些保护或者延缓病情的措施。

所以，我们不能不吃药，也不能只吃药！

第三个误区，乱吃药。

这也是我最担心的一个误区，也是出现最多的一个误区。

第一种情况，别人喜欢吃什么药，我就跟着一样吃什么药，这叫乱吃药！因为男性和女性用药就不一样；年纪轻和年纪大的人用药不一样；

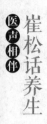
收缩压也就是上压高，和舒张压也就是下压高，用药也不一样。怎么能说别人用药效果好，你用就会好呢？所以，不能因为邻居、同学、同事吃这个药，你就吃这个药。医生进行的是个体化治疗，为个人设计一个方案来用药。

第二种情况，就是道听途说乱换药。现在有很多人用药发现血压降不下来，这往往是因为药不够。据统计，全世界只有27% ～ 30% 的人用一种药就能把血压降下来，而绝大部分人都需要两种或者两种以上的降压药。有些人血压降不下来，觉得好像另外一种药好，就自行换一种降压药，换了之后血压还是降不下来，就再换一个，换到最后血压还是降不下来。这个时候不能只换药，要强强联合，找另一种药合用来控制血压，这叫联合用药。所以，不能道听途说，这个药好、那个药好。

第三种情况，就是吃药太随意。比如今天早上起晚了，就 11 点吃药；明天醒得早了就 6 点吃；要是忘了一顿就改中饭后吃或者晚饭后吃等。这样的话，血压就会"一塌糊涂"。因为我们的血压每天都有波动，有高有低，早上八九点钟是高峰，下午四五点钟也是高峰，而晚上的血压可能就低一点。如果降压药白天没吃，晚上补吃，在血压可能低的时候吃药，可能就会低上加低。血压降得太低，还会增加中风的风险。而早上 10 点钟再吃药，这时血压已经开始上升。所以，我们提倡降压药要定时吃！而且要吃得早。如果你是年轻人，每天要 9 点钟才醒，那就稍微早一点，在八九点钟血压上升之前，先吃颗降压药，再接着睡也可以。如果你是个老年人，早上五六点钟就醒了，醒了以后 6 点多也就可以吃药了，因为醒得早，血压的高峰也可能来得早。早点吃药，把血压的高峰抑制住。要知道血压的晨峰，也就是早上的高峰，是引起心肌梗死、中风最重要的原因。所以，这个晨峰一定要抑制住，要不然高血压的并发症就会越来越严重。

扫码听书>>

 四类降压药不能随便吃

治疗高血压的药物有很多种，今天介绍最常用的四大类药，我们叫它 ABCD。

其实，治疗高血压的药物是根据高血压发病的机理而选用的。

那么，血压是如何升高的呢？

到目前为止，高血压的病因并不明确，应当与遗传、环境等因素有关。但是血压升高的机理，也就是血压在人体中升高和降低与什么相关已经明确了。中医有句话叫"天人相应"，世界万物都是相通的。血压就是血管内的压力，心脏运行起来就像一个泵，它通过收缩来泵出血液，如果工作强度太大，打出去的血充满了速度和能量，血管中的压力就会升高。第二，如果今天本来要打一吨的水，但是打了两吨，用专业术语来说就是血容量太多，血压也会升高。第三就是血管内本身的压力，血管如果比较细或者血管内阻力大，那压力也就更大。打个比方，拿一个气泵给轮胎充气，这个气泵是非常厉害的高压气泵，轮胎的压力就非常容易过高。也可能气泵不是很厉害，但是充的气太多了，轮胎的胎压也会升高。或者本来这点气充到一个大轮胎里正好，结果今天充在一个小轮胎里面，或者车子太重把轮胎压扁，再充进去同样的气，这个轮胎的压力就非常高了。针对这些机理就可以设计不同的药物，比如说减轻心脏泵的强度、减少血管里的血液、让血管扩张、增大血管腔、减少阻力，

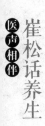

这就形成了现代治疗高血压的几大类药物。

首先，从最早发明的药物 D 说起。D 代表利尿剂。

利尿剂也就是让人小便的药物。小便排出以后，人体内的血容量就少了，这就是减少血容量的药，疗效很好，尤其是适合口味比较重，吃盐多以及老年高血压（血压上面高、下面不高）的病人。

吃盐多的人血管里的血液容易发生水钠潴留现象，就好像打开的盐瓶子易潮，血管里盐分一多就会让血容量增多，导致血管床压力增大。使用利尿剂以后，就能通过肾脏排掉血管里多余的水分，血压也就正常了。

但是，利尿剂也有很多缺点。

第一，它会影响人体尿酸的排泄。有些人喜欢大吃大喝，吃些山珍海味，然后再吃利尿剂就会引起痛风发作。所以，痛风的人是绝对不能用利尿剂的，而尿酸高的人要慎用，因为它会诱发痛风或者加重痛风。

第二，长期使用利尿剂也会对糖代谢和脂代谢产生一些不良的影响，对血糖不太稳定或者是高血脂的人是不利的，甚至还会影响男性的性功能。所以，现在使用利尿剂一般都作为辅助用药，而且剂量逐渐减少。现在一般每天用半粒，因为剂量大了以后副作用也会增加，剂量小一点能起到辅助作用就可以。

利尿剂一般叫某噻嗪或者某塞米，如呋塞米、托拉塞米等，记住这些词根有助于了解你今天吃的是什么药，是哪一类的抗高血压药。

再来说说 C。C 的学名叫钙离子拮抗剂。

钙离子拮抗剂是一类直接扩张血管的药物，好比让小轮胎变成大轮胎，血压就能降下来，它还可以解除血管痉挛。这类药物的发展历史也很漫长，以前有各种各样的钙离子拮抗剂，然后慢慢发现除了降压以外还对心脏或者全身起作用，虽然说一举多得，但是如果病人只有高血压而没有其他疾病，这类药物用起来可能副作用会比较大。所以，经过科学家们的探寻，终于找到了只针对血管起效而不影响心脏的钙离子拮抗药。这种药物的词根叫某地平，比如说硝苯地平、尼群地平、尼莫地平、尼卡地平、拉西地平、非洛地平、氨氯地平、左旋氨氯地平等。

这类药的好处在于：不论对于哪种人群，效果都很好。它是通过扩张血管起效的，降压的效果比较实在，不像其他类型的药物，针对某些人群效果很好，对另一些人群效果就很差。地平类药物一般用于老年收缩期血压高的人，这类人血压升高的特点是上压（收缩压）高，下压（舒张压）不高，地平类药物降"上压"的效果比降"下压"的效果更好，也没有特别大的副作用。最常见的是副作用是由于扩张血管导致脸部发红、容易上火、心跳加快之类。

有一点需要注意：这类药物一定要吃长效制剂。比如说最便宜的那种硝苯地平片，一瓶有100粒，吃下去降压效果很好，但是它半衰期太短，维持不了太长时间，刚吃下去降压效果很好，两个小时后药效过去了，血压就又上来了，容易对心脏和血管造成冲击，所以不主张使用短效药物。现在钙离子拮抗剂主要以长效为主，短效的药物多做成缓释片、控释片，能达到良好的降压效果。

接下来讲B。B的全名叫β受体阻滞剂。

β受体是调节人体神经的一个受体，刺激β受体会使心跳变快，血压升高，导致兴奋。人体有控制兴奋和抑制的神经，分别是交感神经和副交感神经。β受体是交感神经的一个受体，交感神经兴奋会导致激动、亢奋，使心跳加快、血压升高。而血压高、亢奋的时间长，对人体是有损害的，所以使用β受体阻滞剂，可以让血压降低、心跳减慢，也就是让心脏泵的力气小一点，这就是β受体阻滞剂的作用机理。

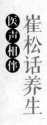
因为这样的机理，β受体阻滞剂很有针对性，不像C类药物，谁都能吃。如果本来就不容易兴奋、心跳不快的人吃这种药就没什么作用；一般比较兴奋、亢进的人适用。

两种人不能吃β受体阻滞剂：一种是心跳慢的人，比如传导阻滞、心动过缓的人，心跳会越吃越慢。第二种就是哮喘的人，因为这类药物可能会诱发哮喘。

β受体阻滞剂的词根是"洛尔"，比如普萘洛尔、美托洛尔、比索洛尔等，只要是"洛尔"，就是β受体阻滞剂。

最后是A类药物。A代表一种血管紧张素受体拮抗剂或者转化酶的抑制剂，就是让血管紧张素效果变差的药物。全称叫ACEI或者ARB。

血管紧张素，顾名思义，就是人体内分泌的一种可以让血管紧张起来的激素。在人体需要紧张起来的时候，血管紧张素分泌，血压升高，人就精神起来了。但是，如果在休息的时候血管紧张素还是很高的话，血压就会一直持续不下。这时候需要让血管放松，让血管紧张素分泌不那么多，或者就算有很多也发挥不了作用。

让血管紧张素减少的药物叫ACEI，主要抑制血管紧张素转换酶，不让血管紧张素发挥作用；而拮抗血管紧张素受体的药物叫ARB，就算血管紧张素再多也发挥不了作用，总而言之就是不让血管紧张素危害到血压，这就是A类药。由于A类药物牵涉人体内分泌激素，所以它最大的作用就在于对心脏、血管、肾脏都有保护作用。除了降压的效果以外，A类药还有保持血管弹性变化，延缓肾脏、心脏的衰退的作用。这是目前最热的一类药物。

正是由于A类药跟内分泌相关，所以对于血管紧张素比较低的人，这类药物的效果就比较差；同时A类药物对有色人种的效果更差一点。另外，对高盐饮食，也就是口很重的人，A类药物的效果也较差。现在，市面上有很多复方制剂，比如 A 类药物加上 D 类药物，A 类药物加上半粒利尿剂，效果就会变好。因为高盐饮食的人容易水钠潴留，加一点利尿剂排钠、利尿，就能降压。

有两类人是不能吃 A 类药物的：第一，怀孕的人，因为它对胎儿有致畸作用；第二，是严重肾功能衰竭的人。A 类药物对早期的肾功能衰竭有好处，到了晚期它也是没有作用的。

ACEI 和 ARB 药物也是有词根的，ACEI 的词根是"普利"，比如卡托普利、贝那普利、福辛普利、培哚普利、雷米普利等。ARB 的词根叫"沙坦"，比如厄贝沙坦、替米沙坦、缬沙坦、氯沙坦、坎贝沙坦等。

这四类药物常常需要搭配使用，记住词根就能更好地理解这些药物。有一句话叫"道听途说乱换药"，这是很不好的，因为高血压人群当中只需要吃一种药就能控制的人群只占 27%，也就是 73% 的人都要两种药物搭配来使用。前面已经说过 C 和 D 类药物对老年收缩期高血压比较好，而 A 和 B 类药对激素水平比较高的年轻人或下压高的人比较好，有针对性的使用就更能显出效果。

简单来说，以 60 岁为基准划分为两组：60 岁以下的人先用 A 类药物，心跳很快的人先用 B 类药物，如果年龄超过 60 岁先用 C 类药物；如果效果不好的话就用两种药物搭配使用，即 A 加 C、A 加 D、C 加 A、C 加 B 都可以；如果还降不下来，那么三种一起用，A 加 C 加 D，这样效果就会越来越好。

最后再说一点，因为我出门诊的时候最怕有病人说：医生，我要开某某药，因为电视上、广播里说这个药好。医生最怕的不是无知，而是一知半解。所以，大家对降压药物要有一点了解，这样可以对医生下的医嘱心里有数。但是，一旦患了高血压，还是要请医生来开处方，制定降压治疗方案，不要自作主张！

 扫码听书>>

041 盐与高血压有关系吗

盐和高血压的关系，为什么要谈这个话题呢？

其实科学家很早就发现：食盐量和血压的高低有很大的关系。世界上有一些地方、民族食盐量非常低，比如非洲的一些土著民族，其高血压的发病率很低。而在某些比较极端的地方，比如说当年日本北部的北海道地区，居民的食盐量达到每天 26 ～ 27g 的时候，高血压的发病率竟高达 40%，也就是说四成的人都有高血压！中国也符合这个特点，比如北方食盐量每天 16 ～ 18g，上海每天 10 ～ 12g，广东更加低一点，而高血压的发病率也随着食盐量的高低呈现"北高南低"的走势。

由此可见，盐和高血压之间有非常密切的关系。

很多人得的就是盐敏感性高血压，这和我们的生长基因有关系。其实对人来说，盐是不可或缺的，是我们人体必需的一种元素。所以，我们的基因里就有把盐保住的机制——保钠的机制。但有些人保钠过头了，钠排不出去，一旦吃到咸的东西以后血压就会增高。在人群当中，盐敏感性高血压的发病率是 15% ～ 42%。

那如何知道自己是不是盐敏感性高血压呢？可以做这样一个实验：首先静脉输入 2000mL 的生理盐水，其实就是快速地把钠离子输入体内，测量血压，看一看较输入之前有没有增高。然后再用点利尿剂，让小便排出来，同时也将钠离子排出来，再量血压，查看血压是不是又从高降到低。如果血压的增幅和降幅之和达到 15mmHg，就说明是盐敏感性高血压，也就是说如果吃得过咸，发生高血压的可能性就比普通人高得多！

那为什么吃盐多就会得高血压呢？

因为血压是血液对血管壁的压力，血管内的血液量增多，对血管壁的压力就增加了，血压就会升高。而钠恰恰可以增加水分在血液当中的含量，叫水钠潴留。比如说拿一个盐罐子放在空气当中，一会儿它就潮了，因为盐可以把空气中的水分锁住。在血液当中也是这样，盐吃多了以后人的血容量就会增加，就会让血压升高。第二，它还可以激活人体的一些神经，比如说交感神经，这是人激动时兴奋的神经，激动的时候血压不是也会升高吗？除此之外，它还可以激活一些激素，比如血管紧张素等，让血管收缩。所以，从血容量到神经内分泌，盐都可以让血压升高。

在高血压发病率达到 25% 的今天，要把整体人群的高血压降下来，限盐是最迫切的措施。

限盐会有怎样的效果呢？

如果每天少吃 2g 盐，收缩压，也就是上压可以下降 2mmHg，舒张压可以下降 1mmHg。可别小看这 2 或是 1mmHg，很多大型临床实验表明：血压相差 2mmHg 的话，脑卒中、心肌梗死的发病率就会降低很多！虽然现在倡导食盐量最好能控制在每天 6g，但大多数人的摄入量还在每天 10 ～ 12g，也就是说还要减少 6g，这样收缩压能下降 6mmHg，舒张压能下降 3mmHg，确实还是非常有价值的。

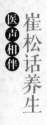

但是限盐措施不仅与个人有关，而且与国家政府的推动实施有关。现在全世界都在为减盐而努力。

比如，芬兰从1979年开始减盐，最主要的措施是降低加工食品当中的盐。也就是说在超市里有很多食品，我们不知道里面加了多少盐，为了好吃可能还会加更多的调味品，而每种调味品里很有可能都含有盐分，减盐了以后，心血管、脑血管疾病的发病率就下降了。有一组数据，1972年芬兰城市居民人均每天摄入盐分14g，而到2002年减少到每天9g，脑卒中的发生率下降了70%～80%。

英国是从2003年开始限盐，制度更加严格。超市当中的食品上直接有绿标、黄标或红标。这三种颜色就是它的含钠量。每100g食物当中如果食盐的含量超过1.5g，也就是高钠、高盐食品，是红标，建议不要买。如果在0.3～1.5g范围内，属于黄标，是中等含盐食品。什么是低盐呢？就是每100g当中含有小于0.3g盐的食品，是建议食用的绿标。到2008年，英国每人每天的食盐量从9.5g降到了8.6g。

日本与我们也有非常相近的饮食习惯，1975年开始限盐，从平均每天的食盐量14g左右，到2009年下降到每天10.7g，而脑卒中的死亡率下降了足足80%。

那我们自己能做些什么呢？

首先，口味不要那么重，少吃一些腌制食品，少吃调味品，口味清淡一点。但是如果又想追求美味该怎么办？可以跟日本学习，日本人为了减少食物中的含钠量，又不让食物的风味减少，在食物里放海带、海藻，还有各种海鲜来提鲜。因为这些食物里面都含有很多谷氨酸，有提鲜的作用，这样口味不但没有下降，含钠量也减少了。

我们还可以用低钠盐来代替常规的食盐，这有几个好处：第一，减少了钠盐的摄入。第二，因为低钠盐是用钾盐来代替钠盐，而钾盐的摄入可以对高血压病人有辅助作用。第三，钾盐可以促进钠盐的排出。当然，如果有肾脏疾病或者排钾困难的疾病的人是不适合用钾盐的。

总而言之，对于中国这样一个"高血压大国"，要想把血压控制下来或者避免高血压的发生，减少中风、心肌梗死的发病率，首先要从改变自己的口味做起，不要再重口味。

扫码听书>>

042 冠心病是怎么回事

说起世纪疾病——冠心病，大家习惯上把"冠"字读成四声，其实它的正确发声却是一声。我们不能因为冠心病的发病率最高，是冠军，就叫它"冠（guàn）心病"。

那为什么叫"冠（guān）心病"呢？我后面再讲，我先告诉你"冠心病"的全称叫做冠状动脉粥样硬化性心脏病，这个名称里包括了定位——在冠状动脉；病理状态——动脉粥样硬化；以及后果——心脏病。

那为什么叫冠状动脉呢？这就是解释为什么叫"冠心病"的关键之处。冠状动脉是分布在心脏表面的血管，是由两根、三支组成的。左边

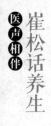

的那一根叫"左主干"，左主干出来以后就分成两支，一个叫"前降支"，主要营养左心室的这块心肌；另一个叫"回旋支"，影响心脏左侧方和下方的心肌；还有一根在右边，叫"右冠状动脉"，营养心脏的右边。从主干发出很多小的分支，最后形成一个血管网，涵盖了心脏各个部位的血液供应，让我们的心脏有足够的能量。

但是，我们的心脏是不停地跳动的，如果血管全部封闭在心肌里不就被压扁了吗？所以，血管的主干全部在心脏的表面，如果我们把心脏拿掉，表面的血管网就像一个帽子一样地扣在心脏的表面。帽子又叫"冠"（guān），所以，营养心脏的血管就叫冠（guān）状动脉。冠状动脉出问题了，就叫冠状动脉粥样硬化性心脏病。

搞清楚定位以后，下面讲讲冠心病到底是什么性质的疾病。

粥样硬化是动脉硬化的一种，这种动脉硬化的表现是血管壁凹凸不平，就像黏了很多粥，一摊一摊的，形状不规则。这些"粥"叫"斑块"，它的主要成分就是低密度脂蛋白，是一种不好的胆固醇脂蛋白。它可以黏在血管壁上，逐渐增大，然后突出管腔，使管腔狭窄，血液流动不畅，最后把管腔全堵住了，血管就没有办法供血了。

怎么会形成斑块呢？第一，大家有没有看过换下来的水管？看一下就发现那么粗的水管当中怎么可以通水的地方那么少呢？其实这和血管的粥样硬化一样，是水管硬化了。那么，水管里的水锈是怎么形成的呢？第一，是时间。用了一年，它不会锈成这样；用了十年，它可能锈得越来越厉害。所以，动脉粥样硬化的原因之一就是老化。老化是没有办法解决、干预的，也不可能返老还童。所以，我们只能接受这是一个很重要的原因。

如果水管的管壁非常光滑，是不容易黏垃圾的，只有血管管壁不太光滑了，那些血脂才会黏附上去，慢慢地变大。那是什么原因让我们的血管内壁不光滑呢？就是高血压、高血糖、抽烟这些因素。如果血压高，血压对血管壁的压力，对血管的冲击增大，血管内壁就容易损坏，损坏以后血脂颗粒就容易钻到血管壁里面，慢慢地沉积下来。如果是糖尿病，血管像糖水菠萝一样泡在糖水里，血管当然会坏掉。血管内皮变得毛糙，血脂颗粒也容易进去。而抽烟直接损伤血管内皮，所以我们一直提倡戒烟。国外的经验是从心血管医生做起教人们戒烟，为什么？因为抽烟第一个损害的是心脏，多年后才损害你的肺脏。所以，"三高"加上抽烟就引起了动脉粥样硬化，最后就导致了冠状动脉粥样硬化性心脏病。

冠心病最主要的原因就是心肌缺血，血液是人体供氧以及提供各种养料的途径。心脏收缩所需要的氧都是由血液供应的，如果血管变细了，每次供应的氧量不够就会缺血。如果心脏跳动得慢一点或者需要完成的"任务"少一点，那这点血液就够了。但一旦负荷增加，如跑步、拎重的东西或者吃得饱一点等，都需要心脏更加有力量时，血液供应不够，心脏就会罢工，就会觉得心脏疼痛，即心绞痛发作。

冠状动脉粥样硬化性心脏病在人体表现出来最主要的症状就是胸痛，这种胸痛就叫做"心绞痛"。有心绞痛的时候，血管基本上已经堵了75%，如果更重一点，堵住了80%或90%，甚至全堵住了，血管下游的肌肉就没有血液供给，就会缺血坏死，这就是心肌梗死。

心肌梗死的后果很有可能导致死亡，如果存活下来的话，心脏也受到很大的重击，以后可能就会心力衰竭。还有就是许多我们还没有来得及确诊心肌梗死，就快速引起死亡，叫"猝死"。这种例子比比皆是，如果来不及抢救，几个小时之内甚至是几分钟之内就会死亡。所以说，90%的猝死都是心源性的，而90%的心源性猝死都是由于心肌梗死。

冠心病的表现除了有心绞痛和心肌梗死、猝死之外，还有一些人只在心电图上有缺血的表现，而心脏暂时还没有出现症状，这叫隐匿性冠

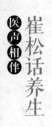

心病；还有一类心肌缺血，没有心肌梗死或者死亡，但心脏已经扩大了，最后变成缺血性心肌病。

所以，"冠心病"这类心脏病是多种多样的，但最主要的原因就是血管不通。

得了冠心病，我们该怎么办呢？

首先，不能让血管再堵下去了。这就要把血压控制好，把血脂降下来，把血糖控制好，不让血管动脉粥样硬化再进一步加重。

这里重点强调一下戒烟。为什么要单独说戒烟呢？吸烟不仅引起内皮损伤，使斑块容易形成，它还可以直接引起冠状动脉痉挛，使可能原本没有完全堵住的血管堵死了，引起心肌梗死。

完成以上这些过程只能让病情不再加重，那已经形成的血管斑块怎么办？

如果血管还处于一种可以扩张的状态，那就吃点扩血管的药，血管扩张了，那么可以通过的血液就多一点。

如果扩张不了怎么办？可以装支架，先用球囊把血管撑大，然后放个支架，在里面撑住，不要回弹，保持整个血管的通畅。如果从上到下有多处血管狭窄，没有办法用一个、两个支架来解决，怎么办？那就干脆"换血管"。这倒不是把冠状动脉切掉，而是找一根身体别处的血管，直接从主动脉接到冠状动脉的远端，这就叫"搭桥"，是外科手术的一种。而现在的治疗手段越来越多。

但是我觉得，与其最后动刀、动枪，不如之前别得糖尿病、高血压，血脂也不要高，也不要抽烟，好好保护我们的血管。注意自己的保健，才是最重要的一环！

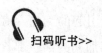 扫码听书>>

043 胸痛就是心脏病吗

现在心脑血管疾病的发病率是最高的，心血管疾病最可怕的就是冠心病心肌梗死，而心肌梗死最主要的症状就是胸痛。不管是国内还是国外，很多大医院的急诊室都开设了胸痛中心，可见重视的程度。因为胸痛的症状很有可能提示有生命危险。

那么，什么样的胸痛是严重的？什么样的胸痛是轻的？什么样的胸痛应该引起重视？什么样的胸痛应该去调整情绪？下面，我就说说这方面的内容。

胸部是身体很大的一部分，所以说，要了解胸痛，就要了解这部位的结构是什么样子。第一个是胸壁，即墙壁的壁。因为这里面有人体最重要的器官，我们的肺、心脏，当然还有食管、气管等。这些器官都是比较娇弱的，所以人类在进化过程中，器官外面有肋骨包绕，外面还附有肌肉，肌肉外面还有皮肤包起来。这个由肌肉、皮肤、骨骼组成的结构叫胸壁。

那胸壁有问题会不会出现胸痛？

当然会。如果皮肤出了问题，包括附属器官如乳腺出问题会不会胸痛？也会！肌肉如果拉伤了，或者受病毒感染，也会胸痛；还有我们的肋骨，不管是肋骨骨折，还是因其他原因的侵蚀，还是因一些小小的挫

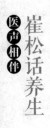

伤、拉伤等，都会引起胸痛。所以，胸壁问题引起的胸痛是很多见的。

是内脏引起的胸痛，还是胸壁引起的胸痛，有一个非常好的鉴别方法：在胸壁压一下、碰一下，疼痛加剧的话，那肯定是胸壁的问题，不是内脏引起的。

那内脏引的胸痛是什么原因呢？

首先，我们说说肺。有人会问：肺脏它会疼痛吗？这是因为整个肺脏，只有包在外面的一层膜叫胸膜，上面有痛觉神经。所以，即使是肺癌，如果瘤体位于肺脏内部，没有触及胸膜，就算它长得很大也不会引起疼痛。一旦病变触及胸膜，哪怕是一个很小的炎症也会引起疼痛。

那么，这种疼痛的特点是什么呢？主要是与咳嗽、呼吸有关，即平时不痛，一咳嗽就痛或者一深呼吸就痛，那就是肺的问题。

再说说心脏。在附属器官里面心脏的疼痛是比较特别的。为什么？它和人的运动有关，也就是说如果你一劳累就痛，一运动就痛，一上楼就痛，休息就会好，要高度怀疑心脏病，是心血管出了问题。在门诊"胸痛中心"，当病人叙述胸痛时，经常会听到医生问的第一句话是："劳累的时候痛不痛啊，运动的时候痛不痛啊？"如果病人回答："痛！"那么，就会留院继续观察。如果病人说："不是的，我越运动越开心，我越运动越不痛，我就是休息时候痛。"这种情况，十有八九没什么大事儿，或者根本不是心脏的问题。

我曾碰到一个病人，他并没有胸痛的表现，但有这样一个特点，就是一上楼喉咙就痛，休息就好；再一上楼或跑步，喉咙还是会痛。他到处就医，不管是五官科，还是做胃镜，都没毛病。后来他找到我，我对他说："如果说这个疼痛的地方和运动有关，我们就要考虑心脏的问题。"结果一做检查，确实是血管堵住了，还真是心脏病。

心脏的每一个部位，它所反映的疼痛是不一样的。心脏是个球形，如果前面缺血的话，它会反应在前壁，表现为胸口前面痛；心脏后面缺血，可能表现为背后痛；心脏下面缺血，可能表现为肚子痛；如果心脏高一点的地方缺血，发作的时候可表现为咽喉部的疼痛。所以，只要与运动相关的，不管是哪里痛，都要当心是心脏病。

再说说食管。食管最主要的是两种疾病：一个是食管癌。如果感觉吞咽困难，吃东西老是噎着，然后有疼痛，要当心食管的问题。第二个是反流性食管炎，胸口总是有一种烧灼感，特别是吃完饭一躺下，就火辣辣地疼，要考虑食管问题。这是由于胃酸反流到食管，食管不耐受胃酸的腐蚀就会产生一种烧灼痛。

所以说，胸痛都是有迹可循的。胸壁的问题，摸上去、按上去会痛；肺的问题，咳嗽、呼吸会痛；心脏的问题，运动的时候会痛；食管的问题，吃完东西会痛。这些都是可以让我们能够找到其中的原因的。

那么，哪些胸痛是最严重的呢？哪些最轻呢？

那当然跟运动有关的最重！很有可能你摁上去痛是比较轻的，因为毕竟是皮外伤。

除了我们说的"运动时的胸痛应该重视"以外，还有一件事情需要考虑，那就是时间。一旦你是运动的时候胸痛，你一定要把控好时间。就是快点就医！因为心脏耐缺血的时间也就是15到20分钟，如果超出这个时间范围，心肌就会出现坏死。如果时间过长，一旦出现心肌梗死，那么你得到抢救、得到治疗的机会就会减少。时间就是生命！

还有一种胸痛，与情绪有关。

比如说抑郁症、焦虑症，也会引起胸痛。但这种胸痛有一个特点，那就是如果你在忙的时候会忘掉。有的病人会说："我工作忙着就忘掉了，但是我一休息的时候，怎么老是这里闷呢？隐隐作痛，睡不着觉

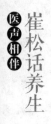
呢？"或者有的人总是想："我会不会得心脏病啊？会不会死啊……"这种情况下，往往不是器质性的而是功能性的问题。

情绪引发的胸痛还有一个非常有趣的特点，叫"晨重暮轻"，也就是早上醒过来是一天当中感觉最糟糕的时刻。一般情况下，早上醒过来是人一天当中最开心的时候，但如果有情绪障碍，或者有一些心理类疾病的话，往往是早上醒过来会感觉"我不想醒过来，这是最难受的一天"。而到了下午，精神状态就开始好转，到了晚上又睡不着觉了。为什么会这个样子呢？是他的整个神经调节出现了问题，早上醒来该兴奋的时候他是抑制状态，晚上该抑制的时候他却是兴奋状态。这叫植物神经功能紊乱。这类人也是容易出现胸痛的，而且是功能性的胸痛，往往跟情绪有关。

所以，关于胸痛，可以很严重，重到有生命危险！可以很轻，轻得往往就是与不开心、与情绪问题有关。在这个时代，我们要关注胸痛，更要关注我说的运动以后发生的胸痛！

扫码听书>>

 你真的心肌缺血吗

心肌怎么会缺血呢？心肌要血干什么呢？血液到底在整个人体当中起到什么作用？下面我们就讲讲这方面的知识。

其实血液就是来运送养分——主要是糖和氧气。而糖和氧气经过人体的反应，会产生一种叫 ATP（三磷酸腺苷）的东西，ATP 就是能量。所以，糖和氧气，一个是原料，一个是燃料，最后形成了能量。心肌缺血，也就是心肌的能量不足。

到底有多少种原因可引起心肌缺血？

血液是通过血管运送到心肌的。所以，血管如果出了问题，狭窄或是不通畅了，心肌就会缺血。

那么，血管如果没问题，其中的血液稀薄了，本来我们的血红蛋白有 150g/L。那如果只有 80g/L，甚至 60g/L，血液很稀薄，那它携糖和氧就少，也会出现心肌缺血。

如果血液没有问题，但是肺出了问题，或者处在海拔高的地区，肺没有办法从外界获取更多的氧气，那血液的带氧能力——血氧饱和度，本来有 95% 以上，现在只有 70% ～ 80%，那也会出现缺血，主要缺的是氧。

当然，除了氧之外，还可能缺糖。正常人的血糖可能达到 6mmol/L 或者 5mmol/L，如果低血糖，只有 3 ～ 2mmol/L，那血糖运送到心肌的量也不够用，也会出现心肌缺血。

还有一种情况是氧和糖都运到了，但是心肌自己的能量代谢系统出了问题，出现利用障碍，也会出现心肌缺血。另外，心肌的炎症，也会造成局部的心肌缺血。

但是，我们往往会误以为自己是心肌缺血。

我经常碰到一些四五十岁的女性，她们会说："医生啊，我是心肌缺血。你看我的心电图报告上面写的 T 波改变，T 波改变就是心肌缺血啊！"以前我们没有什么大的检查设备，只有心电图的时候，确实看到 T 波有点低平、有点改变，或者是 ST 段有一点点的变化，我们会说：心肌缺血

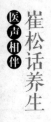

啦！赶紧住院吧！你是冠心病啦！可是现在我们已经把心电图报告上面"心肌缺血"这四个字删掉了，直接写 T 波改变或者 ST 段有变化。这是为什么呢？因为我们知道，这个英文 T 所代表的内容，也就是说 T 波改变和心肌缺血之间只有 20% 的符合率，那就不一定是心肌缺血。

所以，我经常会开玩笑地问："阿姨啊，你心肌缺血多少年了？"

"哎呀，我心肌缺血二十几年了！"

那时，我心里在想：二十几年的心肌缺血还活着，也是个奇迹哦。

"你二十几年心肌缺血还没出问题，那估计不是心肌缺血。"

"不可能的！"

那我就问她："心肌缺血的时候，你有什么难受没有？"

"还好啊，有时候有点隐隐地不舒服。"

"隐隐的不舒服，多长时间啊？"

"有时候要发一天一夜……"

这是完全不符合心肌缺血的一些表现。心肌缺血往往是发作性的，时间少于 15 分钟的胸闷胸痛，而且和运动有关。运动后就开始胸痛，休息了又会好，再运动又会痛，休息后又好了。如果你的心电图上 T 波、ST 段在运动时出现问题，休息后又恢复正常，那我倒觉得确实有心肌缺血；如果你再怎么动，心电图没有变化，那就不是。但是很多人是不相信这一点的，当有医生给他扣上"心肌缺血"的帽子，他真的不愿意拿下来，那怎么办？

有没有更好的诊断心肌缺血的方法？

还好，我们现在有更多先进的方法。

第一个方法叫运动心电图。你会问："我没法运动啊，做心电图时我是躺着的，你让我怎么运动啊？"其实这个方法是把电极贴到自己的胸口上，然后在跑步机上一边跑步一边做心电图。跑 2 分钟、3 分钟、4 分钟、5 分钟，跑到你的心跳"砰砰砰"上去了，达到一定的负荷量，查看一下心电图有没有改变。如果在加重负担的情况下，心电图还没有改变，那就不是心肌缺血。

这说明什么呢？说明你心肌里的血足够用啦！当你跑步时心率每分钟达到一百三四十次，还没有出现心肌缺血，那就不用怕啦，因为我们平时的心率也就每分钟七八十次。

也有人会问："这个检查，只不过说明心肌在负担重的时候没有缺血。怎么能证明心脏里面就是好的呢？"

那我们可以做另外一种检查，叫冠状动脉 CT。这个检查需要使用造影剂，然后 CT 扫描心脏上面的血管，即冠状动脉。显影以后再看一下有没有狭窄，以及狭窄的程度。

如果还是不相信，那我们可以从手上桡动脉插根导管，插到心脏的冠状动脉，然后注射造影剂，显影以后看冠状动脉有没有狭窄。有狭窄的话，再分析狭窄的程度，都会一目了然。如果你的血管一点也没有狭窄，何来的心肌缺血呢？也就是说，起码血管性的因素可以排除。

那么，其他的因素，如何确诊或排除呢？那就要看有没有原发病了。就可以做核素扫描。

这个方法就是在体内用一点同位素，标记你的血液，这样就可以在一张图上看到：如果心肌不缺血的话，那么标记过的这些血液充满了心肌，整个就是红色的。如果心肌有一部分是缺血的，那就不是红色的变成黑色的了。

所以，现代的检查手段非常多，只凭心电图来诊断心肌缺血的年代早就过去了。而那些把"心肌缺血"的帽子戴在头上不肯摘的人，很有可能有焦虑、抑郁这些精神心理因素。

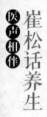

扫码听书>>

045 阿司匹林的前世今生

今说到阿司匹林，许多人认为它是个神药，不但能够抗血栓、预防中风、治疗心肌梗死，还可以降血糖、抗肿瘤、治疗白内障；用它洗衣服特别白，融在水里浇花不容易生虫、烂根。看起来，还真的是个神药。

所以，有必要讨论一下阿司匹林，让大家了解这个药到底有没有那么神。

阿司匹林，最早我们是不自觉地应用。那时，柳树皮经过处理后，会有一些淡黄色或者是白色的粉末，就叫水杨酸。水杨酸可以止痛，所以那时的人用它来止痛。水杨酸真正的化学合成是在1853年，但那时人们并没有认识到它的好作用。直到1897年，德国化学家费利克斯·霍夫曼，又进行了重新合成，并认识到它的作用——不是抗血栓，而是一个很好的止痛药、退烧药、抗炎药。所以，1899年其被使用于临床，并取名"阿司匹林"。

从此以后，阿司匹林就有了广阔的舞台，它对风湿病、各种疼痛的疗效特别好。但是为什么现在治疗风湿性疼痛不用阿司匹林呢？

因为阿司匹林有一个致命的弱点——可以引起胃溃疡，严重时甚至胃出血。阿司匹林治疗风湿病的同时还会引起胃出血，那谁还敢用呢？而且，一般服用阿司匹林剂量都很小，但抗风湿治疗时使用的剂量较大，更容易引起胃溃疡和胃出血。

所以，科学家开始思考：如何能找到和阿司匹林一样既有抗风湿、止痛的作用，但同时副作用较小的药物呢？首先找到一种药叫"对乙酰氨基酚"，它有一个通用名叫"扑热息痛"。使用时发现，对乙酰氨基酚的止痛效果与阿司匹林相当，但是抗炎作用特别弱。也就是说，关节红肿热痛，服用阿司匹林就可以解决；而服用对乙酰氨基酚，疼痛解决了，红肿热却没有解决。但对乙酰氨基酚的好处在于对胃的伤害小，所以后来它成为一种感冒药，可以止痛，但不引起胃肠道副反应。

科学家们继续寻找，找到了其他药，包括萘普生、布洛芬、双氯芬酸钠等。发现这些药物可能比阿司匹林的止痛效果更好，副作用更少，但长期应用还是不能避免对胃的副作用。

于是，科学家们开始研究如何解决对胃的副作用。从机理上研究发现，这一类药都是抑制了人体的一个系统——COX 系统，减少人体前列腺素的合成。而前列腺素是引起炎症和疼痛的最主要的激素。当抑制 COX 系统，前列腺素合成减少，那红肿热痛就会缓解。但是，胃黏膜保持完整性也需要前列腺素。有了前列腺素的保护，胃黏膜不容易被破坏，就不容易得胃溃疡。

阿司匹林和那些止痛药是一把双刃剑，如果把 COX 系统抑制得太厉害，疼痛是缓解了，但是胃溃疡的发病风险就越来越高。所以，科学家们就想了几种办法。

第一种，是把这一类的止痛药加入小剂量的前列腺素，这样既可以止痛，又能保护胃黏膜。但是，其实际应用效果却不尽如人意。

第二种，是不用前列腺素保护胃黏膜，而是使胃酸减少。这样对胃黏膜的腐蚀、破坏作用也会减少。所以，使用止痛药时加一些护胃药。

第三种，人们发现 COX 系统还有亚型，COX1 对全身都起作用，而COX2 只对局部起作用。那能不能研究出一种药物，只在局部起到止痛

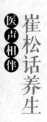

的作用，而不是对全身，特别是胃肠道起作用呢？经过研究，科学家们确实做到了这一点，发明了只抑制COX2的止痛药，且对胃没有副作用。结果上市没几年就收到了一些不良反应的报告——这个药可导致心脏病发作！于是这个药直接被召回，并最终退出了市场。

阿司匹林在止痛药这条路上没能继续发展，但是它在另一条路上得到了新生。科学家发现，阿司匹林除了抑制前列腺素以外，还抑制血栓烷2（一种可引起血小板聚集的物质），使血小板的聚集程度下降，也就是说不容易产生血栓。阿司匹林找到了它的新用途——抗血栓！

在现代，阿司匹林更是大行其道。老百姓最怕的就是心脑血管疾病，而心脑血管疾病大多都是血管出了问题，老百姓俗称血黏度高。而阿司匹林可以降低血液黏度，使血小板功能不那么亢进，让血液流畅。所以，阿司匹林是心血管病治疗的基石类药物。

需要特别提醒的是，阿司匹林千万不能给小孩吃！因为阿司匹林可引起瑞氏综合征，导致小孩子肝、肾衰竭，脑损伤，若救治不及时最后可能引起死亡。

那么，阿司匹林是不是有其他那些"神药"的作用呢？有一点，确实对肠道肿瘤有预防作用，其他就没有。一个药物总是有针对性的，有好作用就有副作用，不能把它神化，也不能说它完全没用。

这就是阿司匹林的故事！

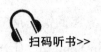

扫码听书>>

 硝酸甘油原来是炸药

硝酸甘油的发现，可以说是医学史上一个"无心插柳，柳成荫"的故事。

说到硝酸甘油，不得不提到一位大名鼎鼎的人物——诺贝尔。大家都知道诺贝尔奖，那诺贝尔奖的奖金是怎么来的呢？就是从他发明的可以用于战争的炸药而来的。诺贝尔把多年的积蓄、财富贡献出来设立了奖金。

那么，硝酸甘油难道和炸药有关吗？

先讲个小故事。

话说在19世纪的后半段，当时有很多人有胸痛的表现，就是我们现在所说的心绞痛，大家苦于找不到治疗胸痛的药物，结果发现在诺贝尔的厂里有这么一个现象——周末现象。到了周末回家休息的这些有心绞痛的工人会出现大发作，但是到了周一上班的时候，情况又会好转。于是，大家就猜测：是不是他们工作环境里的某种物质可以用来治疗胸痛呢？找来找去，除了要生产的产品——炸药，并没有发现特别的东西。炸药是很容易挥发的，空气当中就会有一些挥发性的物质存在，工人们吸入了这些物质以后是不是就可以缓解胸痛了呢？

科学家、医学家们经过进一步研究，后来发现确实如此。原来可以用来炸山、炸石头，制造炸弹的炸药，同样可以把我们血管里的狭窄"炸开"。于是就有了我们心血管病急救中大名鼎鼎的药物——硝酸甘油。有很多冠心病病人都是随身携带硝酸甘油，胸痛的时候舌下含服一粒，马上就会缓解。

　　当然，这是一个故事。那么，真实的情况是怎么样的呢？1846年，意大利都灵有一个科学家叫Ascanio Sobrero，他合成了一种物质——硝酸甘油，但是合成时发现它极不稳定，会散发大量的热，并发生爆炸。1847年，他在一次演讲中曾经引爆了少量的化合物，引起了一次小的爆炸。1851年，诺贝尔也加入到这项研究中，他的想法是增加硝酸甘油的稳定性。直到1863年，诺贝尔终于找到了可以使硝酸甘油稳定的方法，并且发明了起爆器。从此，诺贝尔发明了炸药，也获得了可观的利润。

　　那是不是就像前面的故事说的那样，硝酸甘油慢慢被发现其药物作用，变成了一种药呢？答案是否定的。其实，硝酸甘油成为药物是有另外一条主线的。1867年，有位苏格兰科学家Thomas Lauder Brunton，他也在研究一种治疗胸痛的药，叫亚硝酸异戊酯，他发现这种药物可以有效缓解胸痛。到了1878年，William Murrell医生发现与亚硝酸异戊酯相近的硝酸甘油也有类似的效用，并且作用更强。从此以后，硝酸甘油才被应用于治疗心绞痛。1890年，诺贝尔自己患有严重的心绞痛，医生给他开处方，用硝酸甘油来缓解心绞痛。而在1896年10月，也就是在诺贝尔去世前的7周，他这样写道：这真是命运的讽刺！医生给我开的药竟然是硝酸甘油！为了避免吓到化学家及公众，他们叫它三硝基甘油。最后，诺贝尔拒绝了医生的建议，没有服用硝酸甘油来进行治疗。

　　不管诺贝尔最后有没有服用硝酸甘油，不管它到底叫硝酸甘油还是三硝基甘油，它在心血管病治疗历史上已经留下了浓墨重彩的一笔，成为一个非常有用的缓解心绞痛的药物。

　　但是，科学家们想要知道的是：硝酸甘油是如何缓解胸痛的？其实当初在合成硝酸甘油的时候，Sobrero尝过硝酸甘油，发现有点甜，但是只要在舌尖上碰到一点点，就会引起几个小时的剧烈头痛。用现代医学的解释就是它可以强烈地扩张血管，引起头痛。这些副作用就会被医生"抓到"，硝酸甘油既然可以扩张脑部的血管，那它是不是能够扩张心脏的血管呢？扩张血管，使狭窄的血管得到疏通，也就有了治疗胸痛的作用。

文章开头所提到的故事也确实是真实发生的。其中发现了"星期一病"和"周末病"。"星期一病"就是工人们星期一到工厂上班后会头痛，头痛几天后，耐受了硝酸甘油的扩张脑血管作用就不痛了，但是休息了一天后再次回到工厂的时候又会头痛。而"周末病"就是往往这些有胸痛的工人礼拜天在家会大发作，并且可能死亡，因为这一天会是硝酸甘油低浓度的时间段。后人这个故事被附会到硝酸甘油的发现上面。当然也有可能这件事情也直接引起了科学家们的注意，才会一点点地去研究硝酸甘油。

直20世纪，我们才了解到真正让硝酸甘油起作用的不是硝酸甘油本身，而是它可以让血管释放一氧化氮（NO），而一氧化氮是血管舒张因子，可以让血管得到舒张。而这种舒张因子如果天天刺激释放的话，就会耗竭，所以硝酸甘油吃多了就会耐药。

与诺贝尔有关的另一件事就是：研究一氧化氮，并且确定一氧化氮血管舒张因子地位的科学家，在1998年获得了诺贝尔奖。所以，不管从硝酸甘油的发现，还是最后机理的研究，总是离不开诺贝尔。这就是一个老药——硝酸甘油的前世今生。

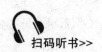

扫码听书>>

047 伟哥也是心脏药

翻开医学史，你可以看到很多新药的发现都有个有趣的现象，往往是由于偶然的事件所致的。

今天，我们来说说那个蓝色的小药丸——伟哥，也就是西地那非的发现。

伟哥是一种治疗男性性功能障碍的药物，具体来说，是治疗勃起功能障碍（ED）的药物。在它被发现之前，男性的性功能障碍、勃起功能障碍85%以上被认为是心因性的，也就是各种心理因素所造成的。所以，各种心理治疗、理疗，包括直接往阴茎里注射药物，都是当时的治疗方法。

直到西地那非的发现。

说到西地那非，我们就得说说硝酸甘油。

硝酸甘油从诺贝尔手里的炸药，成为一个治疗冠心病的重要药物，应用非常广泛。再后来，科学家揭示了硝酸甘油可以治疗心绞痛的原理是由于一氧化氮，由此还得了诺贝尔生理学或医学奖。但是随着药物的使用，人们发现硝酸甘油乃至硝酸酯类药物都非常容易耐药，当连续使用了一段时间后，一氧化氮被耗尽了，药物就会没有效果。所以，科学家就想要研制一种既可以扩张血管、治疗心绞痛，又不会产生耐药性的药物。

其中，能够使血管扩张的物质叫 c-GMP——环磷酸鸟苷，它经过一些化学反应，慢慢地降解、失活。那如果能找到一种使降解减慢的方法，是否就能让扩血管的效果更加持久，且又不会产生耐药性呢？科学家们就开始寻找到底是什么东西可以让它降解，后来发现了一种叫 PDE 的物质——磷酸二酯酶，它可以让 c-GMP 降解，那 PDE 抑制剂不就是个心血管药物了吗？

到了 1986 年，人们知道了 PDE-5（磷酸二酯酶 -5）分布在血管、心脏的很多地方，科学家们就专门去找选择性的 PDE-5 抑制剂。到了 1989 年，这种物质被找到后，就把它作为一个候选的心血管药物开始研究。

1991 年，PDE-5 的选择性抑制剂——西地那非，当时是作为一个治疗高血压和心绞痛的药物进行研究。结果却失败了！1992 年，又对其进行了第二次研究，同样在 1993 年宣告失败。西地那非对心血管的作用微乎其微，以至于不能够达到治疗高血压及心绞痛的效果。但就在这个时候，在 1992 年的一份报告里发现：健康的受试者在使用了 PDE-5 抑制剂时，产生了一个副作用——阴茎异常勃起，并被作为副作用登记在册。按照机理，这个副作用也确实说得通。西地那非既然是一种扩张血管的药物，可以扩张心脏的血管，应该也可以扩张阴茎海绵体的血管。

如果这个假设成立的话，那就找到了一种治疗 ED 的药物。要知道，科学家们早就在寻找一种可以治疗 ED 的药物。所以这个副作用一出现，马上引起了他们的兴趣。从 1993 年作为心血管药物试验失败后，西地那非就被列入性功能障碍的治疗药物。

在 1993 年到 1994 年间，科学家们先要验证这个"副作用"仅仅是几十例的报告，还是确实普遍存在，就对健康志愿者进行了试验，发现

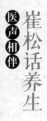

确实有效引起了阴茎的异常勃起。接下来需要解决的问题就是西地那非对健康人有效，而对那些器质性 ED 的病人是否有效呢？不仅仅对心因性 ED，是否对那些已经有神经病变，或者有糖尿病，或者其他问题的病人有效？所以，又找了 514 名病人，其中 32% 是器质性 ED，25% 是心因性 ED，还有 43% 是混合性 ED。经过临床验证发现：不管是心因性 ED 还是器质性 ED，西地那非都同样有效。后来，经过一步一步地临床试验，直到 1997 年，一共有 21 个独立的中心、4500 名受试者完成了临床试验，都宣告有效。最后在 1998 年，西地那非上市了。

上市后引起的轰动是空前的，几周之内，在美国有超过 100 万人去购买这个药，并且在 2001 年一年的销售额是 19.81 亿美元。

就在一片欢腾之际，突然出现了几例报道：有的人吃了西地那非之后突然出现了心源性休克，突然不省人事，甚至死亡。于是，大家都想知道西地那非的安全性到底怎么样？是不是不能再吃了？

经过仔细研究发现，这几例出现休克者都是合用了硝酸酯类药物，如硝酸甘油等。也就是说，当一个药物已经有明显的扩血管作用了，又加入了一个不停扩血管的药物，结果引起血管持续的、强大的扩张作用，使血压下降，就发生了休克。

本来西地那非的药物说明书不良反应报道主要集中在血管扩张的各种副反应，如头痛。后来又加了一条：如果你正在服用硝酸酯类药物，请坚决禁止服用西地那非。

历史上的事总是峰回路转，虽然西地那非作为一个心血管药物研究失败，结果"无心插柳，柳成荫"，在泌尿、生殖、男科方面有所建树。而且，后来西地那非在心血管病治疗方面也出现了"峰回路转"的情况。

1998 年到 2000 年，科学家发现：西地那非在肺动脉高压方面也有治疗作用。其实这个发现要更早，但直到这个时候才开始正式投入研究。

肺动脉高压的病人，会严重缺氧，往往嘴唇发紫、发蓝，是一个非常难以治疗的疾病。服用西地那非以后，发现它能降低肺动脉高压，使这种非常难治的疾病又有了新的希望，有了治疗的可能。2002 年，肺动脉高压三期临床试验宣告成功，到了 2005 年，一种不同剂量的西地那非重新上市，专门用于治疗肺动脉高压。

很多时候，一个药物的发现似乎是个偶然事件，但是这仍然是经过科学家们不停努力的结果。所以，这个"偶然事件"其实也是必然。回顾历史，可以让我们发现很多有趣的现象，也对我们的未来有很多启迪。

 扫码听书>>

048 心脏支架真的坑人吗

网上有这么一个传言：心脏支架手术是一个缺德手术，这个手术在国外已经淘汰几十年了。它有很多并发症、副作用、后遗症，而中国的医生现在把它用在病人身上，纯粹是为了赚支架的钱、赚黑心钱。我们先把这些情绪化的想法放到一边，从医学的发展史和这项技术的发明说起，也许听了这些事儿，你的观点会有所改变。

我们的循环系统以心脏为中心，外面有一个很丰富的血管网。心脏的搏动可以把血液直接推送到全身各处。那么从理论上来说，这个封闭的血管网上任何一点，也就是外周血管，如果能够插进去一根管子，只

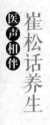

要顺着血管就能到心脏。当然，理论上是这样的，但是我们从来没有进行过尝试。

直到1844年，法国的生理学家第一次把一根导尿管通过动物的外周血管插到了心脏，但这是动物实验。那什么时候人类第一次用管子插到自身的心脏呢？直到1929年，发生了这个破天荒的事情：一位25岁的德国外科医生叫维尔纳·福斯曼，他有一天突发奇想：能不能用一根管子插到自己的心脏，并且拍张X线片证实管子已经到了心脏了呢？他就请一位护士帮忙，切开了自己的肘静脉，并把一根65cm长的导尿管从肘静脉直接插进去，为了证实导尿管已经到了心脏，他步行到另一个楼层的放射科，把造影剂注入导尿管，让它显影的同时拍了一张胸片，这就是医学史上第一张带心导管的胸片。我们现在看来他是做了一件开天辟地的事，是一个非常大胆的创举，但在当年他被当作疯子解雇了，并且只能转行。

到了1941年，两位美国的心脏外科大夫理查德和康纳德，他们想：如何给心脏要做手术的病人进行造影检查，如果能够提前知道心脏里面的情况，在手术的时候就可以方便很多。他们就想到了1929年福斯曼的那件事，就用他的方法也完成了心脏的造影，这也是一个创举。所以，这三人获得了1956年的诺贝尔生理学或医学奖。

时间到了1958年，美国的一位大夫F.Mason Sones做主动脉造影的时候，一不小心把一根导管插入了冠状动脉，并且推入了30mL造影剂，马上这根冠状动脉就显影了。当然，与预料中的一样，这个病人出现了心脏停止跳动，但是随着他的几声咳嗽，心脏又恢复跳动了，造影剂排空了。由此发现：我们是可以安全地进行心脏造影的，从此就有了心血管造影技术。

直到1977年，首先发明了PTCA术——冠状动脉里的球囊扩张术，就是在狭窄的冠状动脉处放置一个球囊，经过它的扩张，让狭窄的血管重新变"粗"，血流可以通畅地经过狭窄的血管供应到心脏的其他部分。一位在1977年经过PTCA手术存活下来的病人，在2007年接受记者采访时说："30年前如果医生没有给我做这个手术，你完全不能想象我现在还活着。"

那为什么PTCA术又会发展到支架手术呢？

因为在一部分病人中，PTCA术的球囊扩张以后，当把球囊拿掉时，血管又重新"狭窄"回来了，因为血管是有弹性的。如果在局部放一个支架，把血管"顶住"，就能不让血管重新"回来"。

那么，真的有这么简单吗？

时间又过了9年，到了1986年，法国医生第一次进行了人类历史上的支架手术。请大家记住，直到1986年才有支架手术。所以，有些人所说的"这个手术在外国已经淘汰几十年"是完全不成立的，而是这个手术发明了几十年。美国前总统克林顿和前副总统切尼都做过支架手术，如果这是个缺德手术，是美国人"坑"自己的总统吗？

我国是到了1973年才有了这项技术并且用于临床的，上海中山医院的陈灏珠医生1973年进行了中国首例冠状动脉造影术，那是继美国医生Sones之后中国首次进行冠状动脉造影，并且取得成功，由此陈灏珠医生被授予中国工程院院士，以表彰和奖励他对中国心脏病学的杰出贡献。

时间到了1987年，中国医学科学院阜外医院进行了中国首例的PTCA术，也就是球囊扩张术，以后渐渐地我们也有了支架术、药物支架术，从股动脉穿刺术发展到桡动脉穿刺术，现在基本和国际上没有什么差别，并且手术量以每年30%～50%的速度在增长。冠状动脉支架术也以它创伤小、恢复快、效果好的特点在全国各地推行。

其实现在装个支架已经是件很普通的事情了，但是谣言为什么会传播？我估计最主要的原因是不信任，也就是病人不信任医生，总是想着

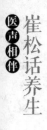

崔松话养生

医生是不是来赚我钱的？是不是本来不用装支架，却给我装了支架？本来是不是只用装一枚支架，医生给我装了两三个支架？

我想，医疗环境的改变可能还需要十年、二十年，但是这个技术的发明和由此给治疗心脏病带来的革新和革命是客观存在的！所以，你可能对医生不信任，但请不要拒绝一个成熟的救命技术。也许你拒绝了这个技术，也就是拒绝给自己生命最后一次机会！

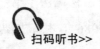扫码听书>>

049 你会用救命的心肺复苏术吗

这是一个既恐怖却又是充满希望的话题——猝死和心肺复苏。

猝死，也许这个词听起来很恐怖，而且离自己挺远的，但是如果你看新闻，时不时就会出现某个名人突然间死亡的消息，而且都是突然在24小时内或者几分钟之内死亡。

猝死的原因 90% 是心源性的，主要是心脏病，特别是心肌梗死。我国几年前的数据显示，每年有 54.4 万人猝死，换算一下，每天有将近1500 人猝死。

如果你身边有一个人突然倒下去，你有没有办法做心肺复苏把他救活呢？

其实有关如何把人"唤醒",自古以来人们一直在探索。以前所谓的"救命术",是用嘶叫、推搡,甚至鞭子抽、掐人中等方法。我看过一个最极端的例子是在18世纪,用往人的直肠里面灌烟草的方法,希望能把病人唤醒。其实所有的这些方法并不能改变猝死的结局,只是希望通过神经、气味、疼痛等各种刺激把人唤醒。而能唤醒的人往往不是心源性猝死,可能只是晕厥。所以,现在微信朋友圈、微博之中广泛的传说,用拍打的方法就可以把人弄醒,可以救人一命,这些都是没用的,反而会耽误病情。

真正的现代心肺复苏术,比如口对口人工呼吸、胸外按压,一直到20个世纪五六十年代才成形,并且开始推广。50年代时,心肺复苏(CPR)之父PeterSafar推广口对口人工呼吸。到了60年代,美国霍普金斯大学的三位美国教授发表了一篇论文,说胸外按压可以起到心肺复苏的作用,然后共同进行推广。标准的心肺复苏流程,叫A–B–C。A就是airway,开放气道;B是breathing,人工呼吸;C是circulation,胸外按压,建立循环。从此,才有现代的心肺复苏技术。

那么有了"A–B–C",是不是很多人都能救活了呢?

还不行,因为很多人的心脏骤停、猝死,都是心律失常引起的,心律失常就是心脏"乱跳",其中有一种很严重的心律失常叫室颤,直接危及生命。那如何才能解除室颤呢?要电除颤(defibrillation),即我们经常在电视、电影里能看到的"电击","嘣"的一声,人会跳起来的那种。第一次电除颤是在1788年,在英国有个医生叫Kite,他在英国皇家救援溺水协会的年鉴上发表了一篇论文,报道了他给一个从楼上摔下来突发心脏骤停的3岁孩子做电除颤,最终把他救活了的事。这是200多年前的事,随着电除颤技术的逐渐发展,有了各种电除颤的机器。现在去国外旅游,可以看到很多机场、大型的商店、公共场合,包括学校,都会

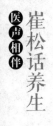

在墙上挂一种机器叫 AED，就是体外自动除颤仪。有了 AED 以后，我们可以在第一时间对病人的心律失常进行治疗，通过除颤的方法唤醒他的心跳。在公共场合配备 AED 已经是社会文明的一个标志。

有了这样的东西，当时就有一个标准的心肺复苏流程叫 A–B–C–D 方案。电除颤在心肺复苏流程当中起到越来越重要的作用。其实有时候 D–C–A–B 的流程效果更好。当你目睹一个人突然倒下，出现心脏骤停，这时候马上电除颤，他复苏的成功率，也就是能被你救活的概率更高。如果你发现时病人已经倒在地上了，那么先胸外按压和人工呼吸，然后再电除颤。

心肺复苏在国际上有"指南"进行规范与指导，它每 5 年更新一次，每次更新都会进行调整。比如说按压 – 通气比率，以前认为是 15：2，也就是按压 15 次，吹 2 口气。后来发现按压次数不够，所以最新的"指南"规定是为 30：2，即按压 30 次，吹 2 口气。那么频率是多少呢？以前建议心脏 1 分钟跳 60 次就够了，所以建议按压 60 次。后来发现按压的频率也不够，因为按压在外面的胸廓，通过胸廓来挤压心脏，其实每一次按压心脏不能像正常跳动那样泵出足够的血，而是只能泵出 1/3 的血，所以一分钟按 60 次肯定不够，最新的"指南"规定要每分钟超过 100～120 次。还有按压的幅度，一个有效的、标准的胸外按压要让病人的胸骨下降 5～6cm，只有达到这个幅度才能通过胸腔的压力挤压心脏。所以，做心肺复苏是很累的。你想，一个人按压 30 次，然后吹 2 口气，还要开放气道，真是分身乏术。一般来说，国际上规定，如果有两个人替换的话，2 分钟就要换一次，要不然会非常非常累，不能持续做，那复苏也成功不了。

有没有看到过"砸心脏"来把人救回来的场面？这虽然是电影、电视剧里面的桥段，但也有一定的作用。如果看到一个人突然倒下去，身边又没有除颤仪，可以在心脏的位置打一拳、两拳，最多两拳，能起到一个除颤的作用。因为砸下去的时候会产生 30 焦耳的电能，有可能一"砸"心脏就恢复跳动。但是如果砸两下没有用就不要再砸了，再砸就是浪费时间，还是要马上做标准的心肺复苏流程。

标准的流程也在不停地变化。如果现在碰到一个人在你面前倒下去，口吐白沫，你会先想他会不会有艾滋病或者别的传染病？要不要救他呢？一时的犹豫，时间就一分一秒地过去了，而一个人从倒下到大脑全部死亡只要 4 分钟，一旦你犹豫不决，他就没救了。所以，为了打消顾虑，现在国际心肺复苏指南提出：你不想吹气也可以不吹，hand only——只要按压就是对的。而且，国际心肺复苏指南把以前的 A–B–C 流程换成了 C–A–B，也就说按压比吹气更重要，但 D（除颤）还是最优先的。

其实每一次指南的修订或者理念的更新，都伴随着很多人的不幸。这个不幸不一定都是发生在病人身上的，有时候也会在医生身上发生。心肺复苏之父 PeterSafar 教授的女儿有一次急性哮喘发作，送到医院后，由于抢救时间过长，脑缺氧严重，变成了植物人。所以，他又提出了一个新的概念叫"心肺脑复苏"，就是在心肺复苏的同时尽量保护好大脑，不要让它缺氧，不然你把人救活，而大脑死亡了，也是没有用的。

讲了关于猝死和心肺复苏这个沉重的话题，我要告诉大家，如果你积极地去救助，我们目前能够获得的最好结果是：有 40% 的人能被救回来。但是非常不幸地告诉你另外一个消息，那就是我们现在的成功率可能还不到 2%，非常低，所以需要你我共同的努力！

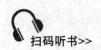

扫码听书>>

050 心脏早搏传达了什么信号

听到早搏这个名词，有些人是一头雾水，什么叫早搏呢？其实，早搏指的是一种心脏跳动不规律的状态。我们用心脏跳动的声响举例子，比如说我们正常的心跳是"咚哒——咚哒——咚哒——咚哒——"，很有规律的一次一次地跳动。如果你的心脏是这样子的"咚哒——咚哒——咚哒咚哒——咚哒——咚哒咚哒"，那个提前跳动的一次，就叫早搏。早搏两个字，咱们把它拆开来，就是过早的搏动，就是还没轮到你跳呢，你就抢跳了。所以，早搏是一种心律不齐，心脏跳动不规则的一种状态。

那么，早搏的感觉是什么呢？

早搏的感觉，就是你一眼看到帅哥，或者看到个美女的时候，"咯噔"心里跳一下的感觉。或者当你看到一个特别害怕的东西，也会出现这种感觉。当然，有些人根本就没什么感觉，做了心电图检查后，医生说：你有早搏啊，病人才知道。但大多数人可能会有一些心慌的感觉，如果你不在意它，也就过去了。在意它，就去查一下心电图，或者有一个最简单方法，就是自己搭脉。搭脉的时候，你发现这个脉搏跳动得很有规律"哒—哒—哒—哒—"，那就没事。如果"哒—哒哒—哒—哒哒—"那就是有早搏了。跳跳停停的感觉有可能就是早搏。

那早搏它是哪儿来的呢？

许多人也许会认为，"早搏当然是心脏里来的，这不是废话嘛"！但其实这不是废话。因为心脏有其不同的地方。心脏有心房，还有心室，心房的早搏，我们叫房性早搏；心室的早搏，我们叫室性早搏。那到底是房性早搏危害大，还是室性早搏危害大呢？相对来说，心室的作用应该比心房更大一点。所以，同样是房性或是室性早搏，可能室性早搏的危害比房性早搏大一点儿。但是不要忘记我前面用的"可能"两个字。因为室性早搏也可能是完全无害的。

这就要说到一个技术的发明——24 小时动态心电图。在没有这个技术之前，我们认为早搏，只要心电图捉到，就是心脏病了。因为只有不到 10% 的病人才能捕捉到早搏。结果有了 24 小时动态心电图以后发现：大概有 80% 的人都有早搏，或多或少，或者十几个，上百个，有的人甚至是三五百个。那不见得这 80% 的人都有心脏病吧？

人们开始意识到，其实早搏是一个信号，提醒你"身体可能是出问题了"！至于是不是心脏出问题，暂时无法判断。怎么办呢？做检查呗！先检查内分泌有没有问题，甲状腺如果有问题的话，甲状腺激素会刺激心跳加快，发生早搏。内分泌如果没问题，再检查心脏本身有没有问题。还要问问这个人睡觉好不好，是不是精神特别容易紧张，是不是压力大。压力大也可以早搏吗？那当然啊，心脏也是受神经调节的。如果这个神经太疲劳了，像一根皮筋绷得特别紧，它也会有出点错的时候，就是神经冲动发错了，"心脏你多跳两次吧"！结果呢，就出现早搏了。在我的病人中，会发现有很多人并不是心脏病引起的早搏。

早搏是一个信号，那么出现早搏以后，到底要不要紧呢？

正常人也可以出现早搏，所以不见得早搏就是病。那在什么情况下，早搏就是一个问题呢？如果我问："你会在加油站抽烟吗？"你肯定会回答

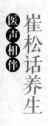

不会。为什么？因为一不小心就会引起爆炸啊。如果说是在旷野，旁边没有什么易燃物，你在这个时候点火的话，会不会引起爆炸呢？那就不会。

同样的道理，早搏它是什么？它是起源点，就像一个火种，如果碰到了心脏本身有大毛病的人，这个火种就像碰到个大油库。"砰"的一下就出现问题。所以，有严重器质性心脏病的人，如果出现早搏的话，那得好好诊治，得把这个"火"灭了，要不然引起"油库"的爆炸，就不得了啦。如果心脏本身没有问题，早搏仅仅是个火种，不管怎么点，没有油它也不会爆炸。

所以，大家不必听到早搏，就谈早搏色变。早搏仅仅是一个信号，要不要紧就要检查是不是心脏出了问题。

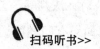扫码听书>>

051 难缠的房颤你了解多少

可能很多人对"房颤"这个词儿感到有点陌生，但是老年人可能已经听过很多次了，因为他们可能本身就是房颤病人。现在房颤在老年人中的发病率越来越高。

心脏是一个泵，由心房和心室共同组成，而且各有两套——左右心房和左右心室。心脏泵血的过程是这样的：全身的血液回到心房，心房把血挤到心室，然后心室迅速地把血泵到全身。在这个循环过程当中，如果心室出现停顿，人可能就没命了；如果心房出现房颤，虽然不会没命，但也说明了心房的功能已经损坏，那心脏这个"泵"也就坏了一半了。

那么，什么叫房颤呢？

打个比方，如果把手捏紧拳头再放松的过程想象成心房肌肉收缩及舒张，那么房颤就是手只是在抖动，而没有捏放拳头，也就没有收缩功能了。所以，首要的影响就是整个心脏的收缩力下降，它的后果就是排血功能下降引起的心脏功能低下，最有可能引起心力衰竭。房颤病人引起心力衰竭的概率是正常人的三倍以上。

第二，正常人的血液回到心脏，因为心脏收缩再泵出去，血流是很通畅的；而房颤病人的血液回到心脏后，没有一个正常的收缩过程，心肌仅仅是不停地抖动，血液慢慢地流过去，血流是涡流，很容易形成血栓，就像不流动的死水潭一样，泥沙慢慢地就会沉积下来。血栓会在心房壁和左心耳形成，万一血栓脱落，然后随着血流像散弹枪一样，血栓塞到哪个部位，就形成了梗死。在脑部就导致中风，在肾脏就是肾脏栓塞，还有下肢动脉栓塞等。所以，房颤病人很容易中风，发病率比正常人高五倍。如果碰到房颤的病人，我们就知道他以后的结局可能是心衰，也可能是中风。

怎么知道自己有房颤呢？

首先，就是感觉心慌，但是有些人神经大条，什么都没感觉到；有些人觉得心慌慌的，比第一次看到女朋友的时候还要慌；这时如果搭一下脉搏，脉搏变成了绝对不整齐的，我们用"绝对"两个字来说明房颤的脉搏特点——"绝对不整齐"，没有哪两个心跳之间的间隔是一样的："咚哒——咚哒——咚哒咚哒——咚哒"，这和早搏又不一样，这时候可能就是房颤了，得赶紧去医院。

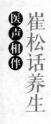

那什么原因会引起房颤呢？

引起房颤有很多原因。我们分两部分说。

第一，心脏本身的原因引起房颤。几乎所有的心脏病，只要使心房扩大，都可以引起房颤。心房受到压力太大，就逐渐扩大，扩大到一定程度，受不了了，心房就没法正常收缩，就颤动了。比如说先天性心脏病、瓣膜性心脏病、高血压心脏病、冠心病，还有心肌炎、心肌病、心包炎等，都会引起房颤。心房扩大就好比我们在某个地方买了个油库，不停地往里面加油，油库就越来越满，这个时候如果不当心丢一个烟头就爆炸了。

有些病人会问：医生，我的早搏不需要很重视，为什么他的就要重视呢？这是因为他的油库都装满了，扔一个烟头可能就房颤了；而你没有油库，就像在旷野当中就算点把火都烧不着一样。所以，疾病的发生，除了有本身基础的因素，也有诱发的因素。

第二，心脏以外的疾病引起房颤。首先是一种内分泌疾病，就是甲状腺功能亢进症。甲状腺分泌大量的甲状腺激素，可以刺激心脏跳动，让心脏跳动得很快，有时不仅跳得快还跳得乱，就发生房颤了。还有一种就是"老慢支"，时间长了引起肺源性心脏病，由肺引发心脏病变再引起房颤的病人也很多。

所以，房颤不是孤立的某一个疾病，可能是其他疾病发展到某一个阶段引起的。

告诉大家几个关于房颤的建议。

最关键的是时间概念！第一个概念叫"7天"。这是区别阵发性房颤还是持续性房颤的时间点。当刚开始房颤的时候，往往是发发停停的。可能一年发生3～4次，每次发作心慌、心悸，心跳每分钟一百五六十次，然后到医院治疗好转后，可能过几个月又发作了。但是如果房颤发作了 7 天还没有好转，变成了持续性房颤，就很有可能永远无法恢复了。所以，房颤的时间千万不能拖到 7 天。

第二个概念是"48 小时"，48 小时之内一定要让房颤恢复过来。当心脏失去了正常的收缩、舒张，变成了颤动，超过 48 小时后就容易形成血栓。所以，房颤 48 小时之内到医院，医生能直接用药把房颤恢复过来，但是如果超过了 48 小时，就不能直接恢复了。因为心脏里面很有可能已经有血栓形成了，一旦恢复正常心律之后反而容易让血栓脱落，导致中风。

所以，千万记住这两个时间概念。

房颤除了心脏本身的因素和心外因素外，还有一点，虽然它的发生率不高，但确有发生，它叫假日综合征。往往有些年轻人在周一容易发生房颤，是因为周末喝酒、狂欢、不睡觉。

我曾经碰到这样一个小伙子，20 多岁，到医院来的时候是房颤。他前一天拍戏到凌晨 1 点，然后去吃宵夜，直到凌晨 3 点，又喝了点酒，就发生房颤了。他到医院后心律"转"回来了，以后也可能不发作了。但是发生第一次房颤后，心脏就会有一个记忆，以后发生房颤的机会就比正常人要高。所以，狂欢要适度，饮酒要适量！

前面说到，要在 48 小时之内把房颤转成正常的心律，因为超过 48 小时就可能有血栓的形成，乃至诱发中风。现在国际上已经公认：对于房颤超过 48 小时的病人，应该使用抗凝疗法，也就是说用药物让血液稀薄一点，预防中风的发生。特别是对于那些持续性房颤的病人，有一个打分机制：

是男性还是女性？

年龄超过 65 岁还是超过 75 岁？

有没有高血压？

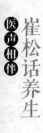

有没有心衰？

有没有糖尿病？

……

通过这些因素来打分，如果 ≥ 2 分的话，就需要服用一种叫"华法林"的药，使血液变得稀薄，可以预防 65% ～ 70% 的中风发生。

但是华法林这个药有一个非常大的缺点：用得少了没有效果，用得多了就有可能出血，所以需要经常抽血检验凝血指标。刚开始服用华法林时需要每天检测，之后 4 天一次，再到 1 个星期一次，2 个星期一次，到稳定时可以 1 个月验一次血。这样反复的抽血，很多病人不能接受，就不愿意服用这种药，改用阿司匹林。但是，房颤引起的中风不是普通的中风，阿司匹林只能预防 25% 的中风，几乎没有作用。很多人因为这个误区导致了中风的发生，这是我们非常不愿意看到的。

除了药物治疗以外，最近新兴的手术疗法就是射频消融治疗，经过技术的成熟与进步，射频消融的疗效在不断提高，但还是远远没有达到根治房颤的功效。

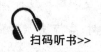 扫码听书>>

 别让心肌炎成"精神负担"

心肌炎大家有概念吗？

一个朋友曾跟我说："我上次感冒发烧，热度一上去，我就觉得胸闷心慌，赶紧跑医院，我就怕心肌炎！"

"为什么怕心肌炎？"我问他。

他说："你没看到新闻吗？说某人感冒发烧，没太在意，后来去看急诊，医生也没看出来，第二天就一下死在急诊了！暴发性心肌炎！"

我说："对，是有这么回事儿。但这是一个非常极端的例子！"

感冒、发烧是可能引起心肌炎，但两者之间并没有绝对的联系。有很多原因可以引起心肌炎，各种病原微生物，包括病毒、细菌、真菌等都可以引起。但最多的是病毒，而病毒里面有两种最为常见，一种叫柯萨奇病毒，一种叫埃可病毒。

记得有部美剧《豪斯医生》里面有一集，讲的是新生儿科的孩子们心脏都不好，最后查到元凶是某一个产妇的产道感染了埃可病毒，通过生产的过程传染给孩子，这个孩子又把这个病毒传染到其他孩子，诱发了心肌炎。

我们为何会得心肌炎呢？

那是因为感冒时感染的这种病毒，是一种嗜心肌病毒。也就是说它特别喜欢"钻"到你的心脏里去，就是刚才所说的柯萨奇病毒、埃可病毒。感染以后人体会产生抗体，诱导免疫反应。而免疫反应往往需要一定的反应时间，一般要1周到4周的时间。有时免疫反应过于强烈，就会使心脏发炎、肿胀，这就是心肌炎。

所以，当你刚感冒、发烧的时候，如果出现心脏的不适，未必就是心肌炎。反而感冒、发烧过了一至几个星期后，如果出现心脏的不适，要考虑心肌炎。

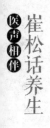

什么样的不舒服要考虑心肌炎呢？

有感冒病史，1个月左右出现的心脏早搏、停搏；气喘、胸闷、胸痛；出现心脏扩大、心衰、心肌缺血等，都要考虑心肌炎。有感冒的前驱症状，再加上发病时的症状。如何进一步确诊呢？就要"找病毒"！可以直接从肠道分离病毒，如果找到了病毒，就说明是心肌炎。

然而，大多数情况下是找不到病毒的，那就只能找抗体。但要记住！很多情况下，抗体阳性并不代表现在得了心肌炎，只能代表人体感染过这种病毒，以前的慢性感染也会呈现抗体阳性。只有抗体的滴度上升，有动态变化，才能提示急性发作。

此外，还要参考另一项指标，即提示心脏破坏程度的指标。有一些心脏标志物平时只存在于心肌内，血液中无法检测到。如果验血提示心脏标志物阳性，那就说明有心肌细胞的损伤。

综合以上几点，并且在排除了其他疾病后，才能诊断心肌炎。所以，心肌炎的诊断是很困难的，最准确的诊断方法是做心肌活检。但没有做这种创伤性检查的必要！因为90%以上的心肌炎都可以痊愈，只有少于10%的心肌炎会留下后遗症，如心衰、早搏等。

但是，恰恰是这样一句"少于10%的心肌炎会留下后遗症"，就引发了第二种心肌炎——自己认为的心肌炎。

有时人的感觉往往会决定行为，有些人觉得自己心脏有问题，就反复检查，但查不出原因。

有一些焦虑的人会说："怎么可能没有原因呢？我确实是不舒服啊！医生，你告诉我是什么原因？"

有的医生只能说："大概、可能、也许是心肌炎。"

为什么要说是心肌炎呢？

因为心肌炎大多数是"来去如风"——来时有点不舒服，去时说好就好了。病毒有自愈倾向，一般 2 周就好了。好了之后没有留下什么痕迹可以追查，也就是说就算确有其事，也是查无实据。如果一定要追究这不舒服的缘由，那只能说可能是心肌炎。有些病人就把心肌炎当做一个标签，戴上心肌炎的"帽子"就再也不愿意摘下来了，经常告诉医生：

"我有心肌缺血，我有早搏，我这是心肌炎后遗症。"

以前我没意识到这种情况，觉得这些病人很痛苦，心肌炎后遗症让他们烦恼一生。

若干年前，我在电视台做过一个节目，当时谈的是心脏的其他疾病。有一个观众在电视台的邮箱里投放了一封 SOS 信件，信上写了很多心脏的不适症状，并表示非常痛苦，生不如死。后来，电视台工作人员告诉我：

"崔医生，您能不能去看看，这个病人快崩溃了，他得的是心肌炎后遗症！"

当时心里想："啊？心肌炎后遗症有这么严重吗？一般来说就早搏，没什么大事儿。"

后来，我学习心理学才知道，往往焦虑症的病人喜欢拿心肌炎后遗症作为自己的标签，因此出现了这种奇怪的现象。

心肌炎是心内科跨度最大的疾病，从最轻到最重。我们临床碰到真正的心肌炎比较少，在门诊 90% 以上自述心肌炎病史的病人往往都有焦虑的情况，他们有各种各样的主诉，包括心悸、失眠等一些神经官能症，其实未必就有心脏的问题。但也不能完全说他们不是心肌炎，毕竟没有证据。

所以，对于这些病人来说，我们需要真正关注的是病人本身。这种关注能使他们得到信任和安全感，就会慢慢地把这些外在表现放下，才能真正地正视疾病背后的心理原因。

如果你觉得自己有心肌炎，不妨对照一下我所说的，看看是真的心肌炎还是自己以为的心肌炎。如果是后者，要放松精神，就算是后遗症也没有大问题！

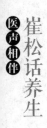

扫码听书>>

053 "蓝嘴唇"，肺动脉高压的标志

"蓝嘴唇"，是一个全世界范围都有开展的行动。一般是在一个特定的日子，志愿者们进行集会。他们都有一个共同的特点，就是画一个蓝颜色的嘴唇，或者加上一些蓝色的饰品、带上蓝色的假发等。他们的目的是为了提醒大家关注一种疾病——肺动脉高压。在上海，SMG的主持人也发起过这样的活动，也是提醒大家关注这个疾病。

那么，什么是肺动脉高压呢？

这是个听起来非常专业的名词，我们把它分成两个部分：第一个叫肺动脉，它是动脉的一种；高压就是高血压。肺动脉高压也就是说：肺动脉得了高血压。

它和平常说的高血压有什么区别呢？这个要从解剖循环的功能说起。人体能够正常的工作、学习、运动是由于心脏不停地跳动、供血，心脏连着一根"管道"——动脉血管，把养分源源不断地输送到全身各处。但是我们"用完"的这些血液，也就是静脉血，需要重新回到心脏去"充氧"。这些静脉血就回到了右心房，右心房再把这些血液打到右心室，右心室也连着一根"管道"叫肺动脉，那么右心室把血液打到肺动脉以后就到达肺，再一级一级细分下去，分到覆盖在肺泡表面的毛细血管。肺泡里的空气和血管里的空气之间进行交换，因为这个时候我们的血液已经用过一遍了，所以氧气含量低，二氧化碳含量高。而我肺泡里的氧气含量高，二氧化碳浓度低，进行交换后就等于重新给血液"充氧"了。充氧后的血液再回到左心房，左心房的血液再到左心室，再打到全身，形成一个周而复始的血液循环。全身的血液运动叫体循环，在肺里运动交换的叫肺循环。心脏把血液打出去的有两根动脉，往全身打的叫主动脉，往肺里打的就叫肺动脉。

现在我们终于搞清楚肺动脉在哪里了，那么主动脉压力高就是我们常说的高血压；而肺动脉压力高，就是肺动脉高压。压力高代表阻力大，也就是说，一旦出现肺动脉高压，那么血液从右心往肺里打的阻力就越来越大，以至于只有很少的血液到达肺脏，或者要通过很大的力气才能够打到肺里去。在这种情况下，血液就不能充分地进行气体交换，回到左心的血液也就不是正常那样鲜红的、充满氧气的，而是暗红甚至是暗紫的，没有那么多氧气的血液了。这样的血液打到全身，人体就会感觉没有那么多活力，而且在很多敏感的部位、黏膜部位，比如嘴唇、指甲就显现出紫色、蓝色，就会出现"蓝嘴唇"。

蓝嘴唇其实就代表缺氧，但蓝嘴唇其实不只是肺动脉高压会出现，很多先天性心脏病也会出现。只不过，先天性心脏病在幼年就会出现蓝嘴唇，或者幼年到成年持续呈现蓝嘴唇，肺动脉高压是其中的一种原因。

蓝嘴唇的医学术语叫紫绀，代表的是缺氧，而缺氧的人会呼吸困难、氧气少、乏力，甚至晕厥。随着疾病的加重，缺氧也会加重，最后很有可能因为呼吸困难而死亡。所以，我们呼吁大家关注这个疾病。

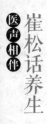

那为什么会出现肺动脉高压呢？

出现肺动脉高压有很多种原因：第一种是先天性的，先天血管畸形或者狭窄，血管的压力就出现问题，或者发育时肺的血管床减少。当然还有后天造成的，比如有些人长期吸烟、慢性阻塞性肺病的肺部缺氧也会引起血管的变化。所以，老慢支到后来引起肺源性心脏病，就是因为肺的问题引起肺动脉高压，从而引起心脏病。

但是很多人并没有反复的肺部感染或者老慢支，怎么会有肺动脉高压呢？除了前面讲的几个原因以外，还有结缔组织病、免疫系统的疾病，比如红斑狼疮等，女性多发，也会因为动脉炎症，即小动脉都发炎，以至于整个肺脏血管床的压力增高，引起肺动脉高压。

还有就是血管里血栓形成，堵住血管以后压力也会增高。

肺动脉高压有哪些症状呢？

讲到肺动脉高压的症状，其中有一个就是呼吸困难伴晕厥。

想起我以前的一个病人，大概四五十岁，就诊的时候主要症状就是"东不舒服、西不舒服，一会儿热一会儿冷，一会儿出汗，一会儿心里烦躁"。大家认为是更年期综合征。但是她还描述了这么一个症状，开始上楼梯时会出现呼吸困难，只好停下来不动，慢慢就会有点喘，喘了一个星期之后，会出现突然晕过去，恢复了以后这些情况又会好一点。然后到下一星期又是一点点加重的喘，之后又要晕倒。

我就想，她有呼吸困难，再有晕过去的情况，会不会是肺动脉高压呢？我就给她做检查，用听诊器听一下心脏各个听诊区心音的强度，结果就发现在肺动脉瓣区心音的强度非常大，就让她赶紧去做一个心脏彩超。那时我的学生还问我：

"崔老师，你觉得这可能是什么？"

我说："我觉得像肺动脉高压。"

学生又问："那你觉得他的压力有多少呢？"

我说："大概在 55 左右。"

结果这个病人心脏彩超显示肺动脉压力是 56。

学生就说："崔老师怎么那么神！"

其实不是我神，而是正常的肺动脉压力是 25 左右，只有压力接近 60 的时候才会出现晕厥。这个病人虽然已经晕厥过，但她是一点、一点地出现喘、呼吸困难之后才晕厥的，所以估计这个压力还没到 60，就判断可能是 55。后来我又让她做导管检查，原来是肺动脉栓塞，也就是说肺动脉里形成了血栓，把血栓溶解掉以后，肺动脉高压就缓解了，呼吸困难和晕厥的症状也就没有了。

当然，这个病人是非常幸运的，因为她得的是一种急性疾病，血栓溶解了，以后也不再有血栓形成，这个疾病可能就不再会发展了。

但是，肺动脉高压也有很多是找不到病因的，或者说这些病因是无法解除的，那么治疗上就比较困难了。当然经过这些年的发展，治疗方法越来越多，从单纯地应用钙离子拮抗剂来扩张血管，发展到包括前列环素、内皮素拮抗剂，以及以前用于治疗男性性功能障碍的一些药物，都可以用在肺动脉高压的治疗上，并且取得了明显的效果。确实药物是比以前多了很多，但可惜的是，本病目前还没有根治的方法。但是我相信，经过那么多有爱心的志愿者发起的蓝嘴唇行动和科学家的不懈努力，我们一定能够找到更好的治疗方法和新的药物。

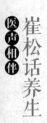

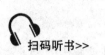

扫码听书>>

054 都是真事儿，久坐导致猝死

1998 年，经济舱综合征首次见诸报端，但真正被人们关注是在 2000 年的 4 月。有一位女乘客从澳洲坐飞机飞往伦敦的希思罗机场，在入境大厅突然猝死。当然大家就探究这个事件的原因，结果发现她的肺动脉被一个血块堵住了，血液就没有办法进入她的肺脏进行气体交换，最后缺氧致死。

那怎么会有一个血块？这个血块是从哪里来的？起源于心脏吗？

检查后发现，她腿部的静脉有血栓，即深静脉血栓。血栓脱落后随着血液回到心脏，再泵出至肺脏，引起了肺栓塞，最后导致死亡。这一串医学专业名词，简单来说就是腿上长了血块，最后塞在肺脏里了。

那腿上为什么会长血块呢？可能是因为当时经济舱比较狭小，而且这位女乘客在长时间飞行的过程中没有活动，大家都知道"流水不腐，户枢不蠹"。当血液流动减慢时，很有可能会形成血栓。另外，机舱里的空气较干燥，病人没有及时补充水分，缺水的情况下血液容易浓缩，也易形成血栓。最后就发生了这场悲剧。

那肺栓塞是如何发生的呢？

经济舱综合征只是肺栓塞的原因之一，有时塞住的不是血块，而是脂肪。脂肪栓子从哪里来的呢？是从骨头里来的。

我们幼年时期全身的骨髓都有造血的功能，随着年龄的增长，我们的长骨，比如股骨、胫骨、腓骨等，其中的骨髓变成了脂肪组织。一旦骨折或者进行骨科手术后，人为形成创伤时，脂肪进入血液，顺着血液最后阻塞到肺脏，引起肺栓塞。所以，骨科手术时经常保护性地使用抗凝药物，就是为了预防这个栓塞的发生。

另外，还有一种大家都知道的很凶险的疾病——生产时的羊水栓塞。生孩子时，羊水不慎进入血液，引起肺栓塞。羊水还会引起超敏反应，使产妇过敏性休克，全身的凝血功能出现障碍，导致死亡。

所以，引起肺栓塞的原因有很多，但是关键在于：我们平时如果没有生产，没有骨折，没有骨科手术，最主要引起肺栓塞的原因就是下肢的深静脉血栓。

如何知道自己有深静脉血栓呢？

告诉大家一个方法：经常比较自己的两条腿是不是一样粗细。如果一条腿粗，一条腿细，很有可能粗的那条腿水肿了。

为什么会水肿呢？因为静脉是把血液带回心脏的，如果静脉里有个血栓塞住了血管，那血液就不容易回到心脏，"瘀"在局部，这条腿就开始水肿。这时赶紧去医院，而不是自己时不时地去捏一捏，有时把血管里的血栓捏得脱下来，腿倒是不肿了，但肺塞住了。

那什么样的人容易出现血栓呢？

首先，像经济舱综合征一样，那些久坐不动的人，包括由于疾病的原因无法活动的人，容易出现血栓。女性产后或口服避孕药的情况下也容易形成血栓。还有家族里有经常出现血栓病人；或者40岁以上有糖尿病的人；或有高血压、高脂血症的人，他们血管的条件不太好，容易形成血栓。

还有一种就是静脉曲张，其实曲张的是浅静脉，而塞住肺的血栓来自于深静脉，是看不见的。像蚯蚓一样一团一团的静脉曲张，可以提示我们是静脉功能不佳，那深静脉也可能功能较差。浅静脉的问题主要会引起局部迂曲、水肿、皮色变黑等。在治疗浅静脉的同时，做一个深静脉的B超检查，可以发现深静脉里有无血栓。如果通畅的话就没有问题，否则就要加以预防。

那血栓如何预防呢？

其实预防的方法非常简单。首先，要避免得以上所说的那些基础疾病，然后日常生活中下肢要经常活动。尤其是在坐飞机的时候，过一段时间就要运动一下，做蹲下－起立、踮脚尖、踝部的运动等。经常动一下，可以加快局部的血液循环，就不容易形成血栓。

此外，在飞机上还要保证饮水量，这样可以防治血液浓缩，也不容易形成血栓。

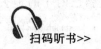
扫码听书>>

055 要命的脑中风

脑中风俗称"中风"，又叫"脑血管意外"，是全世界范围内非常流行的一组疾病。脑血管出问题共有两种情况：用通俗的话来讲，一种是血管破了，另一种是血管堵住了。

那"血管破了"是什么情况呢？

先说说第一种情况——脑出血。说到脑出血，引起其发病最主要也是最关键的疾病，就是高血压。血压越高，动脉的压力就越大，血液从粗的血管一级一级分到小血管，会让小血管受到很大的压力。也许是人类还没有进化好，脑里面有一些小血管从主血管分出来时近乎垂直，也就是角度非常大。血流就好像车子转弯的时候，车速越快，转弯半径就越大，所以最好转弯时候踩一下刹车，慢慢地转过去，这样就相对安全。可是如果在血压非常高的时候，血流非常快，血液要突然转个弯拐到小血管去，在转弯处的这块血管壁就会受到非常大的压力，久而久之，就在这个小血管的转弯分叉处会膨出一个微型动脉瘤，这个动脉瘤一点点长大，血压一点点增高，某一天"嘣"地一下——破了，就成了脑出血。

脑出血和其他能引起脑部血管病变的疾病一样，也有各种各样的表现，但是它是其中最为凶险的疾病。最大的原因在于它的发生部位。

如果出血部位在生命中枢，会直接造成呼吸和心跳停止；如果出血部位稍微偏一点，但是离中枢很近的话，可能马上就会导致昏迷。而且脑出血发展很快，有可能几天甚至几个小时就死亡了。

所以，如果一旦怀疑是脑出血，就要做一个脑部 CT 检查。第一看它发生的部位，第二看它的出血量。出血量少的话，等治疗恢复以后，可以一点都没有后遗症。出血量大的话，那就非常凶险。

这个时候，我们需要外科医生，如果有手术的指征，外科医生在头上钻个洞，把那些出的血排出来，这样对脑部的压迫就会减轻，就会有很好的治疗效果。因为我们的脑壳是硬的，里面装满了脑组织，如果出几十毫升的血，血液没地方去，就会压迫脑组织，引起颅内高压，形成脑水肿。

脑水肿有一个很重要的症状，叫喷射性呕吐，也就是他不是一口一口呕出来，而是"嘭"地一下子喷出来。如果你看到一个病人是喷射性

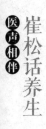

呕吐，就知道这个病人很凶险，这是颅内高压的表现。而脑出血非常容易引起颅内高压。这个时候需要外科医生把脑壳去掉一块，然后把血块拿出来，减轻大脑的压力。

再说说第二种情况——蛛网膜下腔出血。除了脑出血之外，还有一种疾病也是脑血管破裂，但它不是大脑里面的动脉破裂，而是大脑外面包的一层滋养血管破裂，叫"蛛网膜下腔出血"。

"蛛网膜"是什么呢？从字面上就可看出，它像蜘蛛的网一样，分布得非常密集。蛛网膜是营养大脑的血管网，因为其中血管非常多，所以很有可能在先天的情况下就有一个脑血管瘤，这通常是有遗传倾向的。这个血管瘤潜伏在血管网中，你血压不高的时候，它就长得慢；血压高，就长得快。到了一定的岁数，突然间"啪"地破裂了。

但是，蛛网膜下腔出血的"破"不是在大脑当中破裂，而是在外面破裂。也就是说整个大脑浸在了血液当中，这会引起强烈的脑血管痉挛。所以，蛛网膜下腔出血典型的症状是剧烈头痛。如果把头痛的程度从1到10级来分的话，它就是10级头痛，是非常难耐的一种头痛。蛛网膜下腔出血病情也有轻、有重。关键的一点在于如果早知道大脑里面有个动脉瘤，早期就去看这个病的话，就能减少出血的风险。

那怎么才能知道可能有动脉瘤呢？第一，有没有遗传的情况。如果你的父母有病史的话，你要当心。第二个就是，经常反复的剧烈头痛。如果经常有反复剧烈头痛的话，建议做脑动脉CTA检查，也就是用CT做一个脑动脉血管的造影，就能知道有没有动脉瘤了。

如果有动脉瘤，可先用微创的介入手术把它堵住，那就万事大吉了。蛛网膜下腔出血如果出血量大的话，也是非常凶险的，而且当第一次出血停止后，有可能会发生第二次出血，就可能导致死亡。

刚才我们说的出血的两种情况，一种是脑内部的这些动脉破裂出血，一种是脑外面的蛛网膜破裂出血。脑内部后天形成的动脉瘤，跟高血压有关；而高血压又可以让蛛网膜的动脉瘤提早破裂。所以，对出血性脑中风来说，除了筛查动脉瘤以外，控制高血压是重中之重的措施！

那"血管堵住了"又是什么情况呢？

"血管堵住了"，即缺血性中风，包括脑梗死和脑栓塞。

先说说脑梗死。脑梗死是由于高血压、高血脂、高血糖等，造成整个血管壁不光滑，导致血脂沉积在血管壁形成斑块，斑块越厚血管越狭窄，一旦有一天形成血栓堵住血管就会发病。所以，脑梗死以及脑栓塞的形成，是一个漫长的过程。但是每一天病情就往前进一步，血管突然堵住就会引起相应部位的症状。

症状的轻重就要看大脑梗死的面积。一般来说，脑梗死没有脑出血凶险，脑水肿的表现也没有脑出血严重。但是梗死的血管是供应相应部位脑组织营养的，一旦堵住，相应部位的脑组织没有营养，到一定的时间就会坏死，失去功能，必然会留下后遗症。

所以，脑梗死最关键的是跟时间赛跑。一旦确诊脑梗死，最好在3到4.5小时之内，用溶血栓的药把血栓溶开，此时脑细胞还在坚挺着，血管通畅以后往往能恢复大部分的功能。我曾见过很多脑梗死在3个小时内溶栓的病人，恢复得非常好，一点都看不出来得过脑梗死。

而脑梗死发生在老年人身上比较多。老年人有时候在睡觉的时候觉得不舒服，想着等天亮再去医院，可是到了白天，早就过了可以治疗的时间窗口，就会导致残疾、偏瘫。所以，及时就医非常重要。

这里还要谈一谈容易被大家误解的疾病——腔隙性脑梗死。很多人做头颅 CT 发现基底节区多发性腔隙灶（即腔隙性脑梗死，简称腔梗），就非常害怕，认为自己是脑梗死。其实腔梗不等于脑梗死。脑梗死是脑动脉硬化导致血管逐渐狭窄被血栓堵住而形成的一种疾病；而腔梗是没有血栓的。脑血管直径本来只有 2 ～ 4mm，脑动脉硬化以后，血管管腔

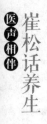
逐渐增厚，导致血流不能通过，这个过程是慢性的，血管周围的组织出现营养不良就会慢慢软化，形成一点点小的软化灶，就叫腔隙性软化灶。所以，腔梗病变，动脉粥样硬化是存在的，但并没有血栓；四分之三以上的腔梗是没有任何症状的，只有在做头颅 CT 检查时才能发现。现在社会老龄化，80 岁也不稀奇，这样的老人在医院做头颅 CT 或者核磁共振，发现有腔梗是很平常的一件事情，它能提醒你现在已经动脉粥样硬化了，要注意调节血脂，控制血糖、血压，而且需要吃点活血化瘀的药物。但是千万不要惊慌，这不一定是脑梗死。但是如果不加以控制的话，腔梗慢慢变成了多发腔梗，脑细胞的量就会慢慢减少，到了一定程度就会发现记忆力、计算能力、言语能力慢慢下降，甚至出现血管性痴呆。所以，遇到腔梗不要惊慌，但也要重视它，把它当作动脉粥样硬化来治疗，预防进展成脑梗死。

再说说脑栓塞。脑栓塞不是血管本身有问题，血管也许是通畅的，但是全身某个地方有血栓脱落，顺着血流到了大脑，把相应的血管堵住了。这时候，栓塞到哪个部位，哪个部位就会出现问题。而栓子最常来自于心脏。有种疾病叫房颤，最容易形成血栓。脑梗死完全可以溶栓治疗；而脑栓塞溶栓的机会就很少了，因为栓子有时候非常硬，很难溶，而且脑栓塞容易导致出血，溶栓会加重出血。所以，对于脑栓塞，临床医生会比较犹豫是不是需要溶栓。

脑栓塞最好的预防就是在发现房颤以后，长期服用抗凝药物，让血液稀释，不要让血栓形成，血栓一旦形成脱落，我们就无能为力了。

缺血性中风也很凶险，会引起死亡，导致残疾，但还是有办法及时发现的。

那如何及时发现中风呢？

中风以后的症状多种多样，因为脑的各个区域的功能不一样。有些区域掌管运动功能，就会造成偏瘫；有些区域主管感觉功能，就会造成感觉障碍或者致盲；有些区域主管精神状态，就会出现精神病的表现；有些区域主管平衡功能，就会出现走路不稳、不能直线行走、整天头晕目眩的表现。最多见的是"三偏症"，即偏身感觉障碍、偏身运动障碍和偏盲。

所以，可以用最简单的方式判断自己是不是接近中风，那就是STR。

S就是smile——笑一笑。如果你觉得很不舒服，笑的时候如果脸两边的肌肉不对称，嘴巴是歪的，那就是口眼歪斜，说明可能中风了。

T就是talk——说话。一旦影响语言中枢，说话就不连贯了，复述别人的话，如果讲得断断续续，那就要当心，赶紧去医院。

R就是rise——提起来、抬起来。把手脚抬起来，看看两只手或者两条腿能不能同时用同样的力气抬到同样的高度，因为中风最容易导致偏瘫。

如果STR这3点检测有问题的话，赶紧到医院。这就是中风先兆的识别。

虽然中风是一类非常凶险的疾病，可能致死、致残，但是如果早期到医院就医，是可以通过微创手术、溶栓等方法治疗的，关键是要及时发现、及时就医。